职业教育课程改革创新示范精品教材

食品营养与健康

主　编　高红霞　郭友武
副主编　邓　鸽　赵　融　张　波　李付娥
参　编　王文霞　张中海　马　韬　刘俊新
　　　　张玉清　王月华　陈玉莲　姚现琦

北京理工大学出版社
BEIJING INSTITUTE OF TECHNOLOGY PRESS

版权专有　侵权必究

图书在版编目（CIP）数据

食品营养与健康 / 高红霞, 郭友武主编. -- 北京：北京理工大学出版社, 2022.8

ISBN 978-7-5763-1542-4

Ⅰ.①食… Ⅱ.①高… ②郭… Ⅲ.①食品营养—关系—健康—中等专业学校—教材 Ⅳ.①R151.4

中国版本图书馆CIP数据核字(2022)第130751号

出版发行 / 北京理工大学出版社有限责任公司

社　　址 / 北京市海淀区中关村南大街5号

邮　　编 / 100081

电　　话 / （010）68914775（总编室）

　　　　　　（010）82562903（教材售后服务热线）

　　　　　　（010）68944723（其他图书服务热线）

网　　址 / http://www.bitpress.com.cn

经　　销 / 全国各地新华书店

印　　刷 / 河北佳创奇点彩色印刷有限公司

开　　本 / 889毫米×1194毫米　1/16

印　　张 / 11.5

字　　数 / 235千字

版　　次 / 2022年8月第1版　2022年8月第1次印刷

定　　价 / 44.00元

责任编辑 / 王晓莉

文案编辑 / 李晴晴

责任校对 / 刘亚男

责任印制 / 边心超

图书出现印装质量问题，请拨打售后服务热线，本社负责调换

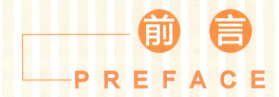

前言 PREFACE

　　食品营养与健康是高星级饭店运营与管理专业、食品加工工艺专业及其他相关专业的专业基础课程，属于必修的专业理论课程，旨在研究如何促进公众食品营养均衡，保障食品安全。本书结合《中等职业学校专业教学标准》、营养师和健康管理师岗位标准以及如何吃得安全、吃得营养、吃得健康、吃得实惠等一系列公众关注的现实问题，将课程内容与具体的工作任务对接，进行编写；将学习营养理论、制定指导方案、提供咨询服务、渗透职业礼仪融合为4个项目，21个具体的工作任务。经过本书学习，学生能够系统地掌握营养学和食品卫生学的基本理论，全面提升营养咨询服务、食品营养评价、居民膳食指导和评估、社区营养管理和营养干预、推广饮食安全等能力，增强公共营养服务意识，为以后从事健康服务、品质控制、食品加工制作等工作奠定基础。

本书在内容和编写方面具备如下主要特色：

第一，溯源"饮食文化"，融合传统的食养知识，落实立德树人根本任务。

本书将现代营养学中营养知识与《黄帝内经》中的养生知识、中国"药食同源""五色入五脏"等历史传承融合在一起，使古代文明与现代营养学相互印证，增强民族自信和文化自信，落实立德树人根本任务。

第二，围绕"三教改革"，对接真实的岗位任务，提升职业技能。

本书向学生提出如下工作任务：宣传食物营养价值、核算身体营养需求量、选定食物健康食法、制定特殊人群食用指导报告。学生按照工作真实流程分析问题、解决问题，实现岗位学习与教学一体化，提升职业技能。

第三，注重"素养提升"，强化劳动教育，提升职业自豪感。

本书采用线上线下混合式教学模式，课后设计学生参与系列营养宣传指导工作，辐射社区居民健康，强化劳动教育，让学生在实践中体验劳动带来的工作成就感和职业自豪感。

本书教学学时数建议如下：

项目	内容	建议学时数
一	探究人体必需营养素和能量	28
二	评定各类食物营养价值	16
三	综合膳食指导	16
四	食品安全教育	12

目录 CONTENTS

项目一 探究人体必需营养素和能量 ··· 1

- 任务1 探究糖类 ·· 3
- 任务2 探究蛋白质 ··· 12
- 任务3 探究脂类 ·· 21
- 任务4 探究维生素 ··· 27
- 任务5 探究矿物质 ··· 35
- 任务6 探究水 ··· 42
- 任务7 探究人体热能需求 ·· 48

项目二 评定各类食物营养价值 ··· 55

- 任务8 辨识五谷营养 把握五谷用量 ··· 57
- 任务9 探析五谷食法 指导五谷食用 ··· 66
- 任务10 辨识五畜营养 把握五畜用量 ·· 72
- 任务11 探析五畜食法 指导五畜食用 ·· 80
- 任务12 辨识五菜营养 把握五菜用量 ·· 87
- 任务13 探析五菜食法 指导五菜食用 ·· 98
- 任务14 辨识五果营养 把握五果用量 ·· 104
- 任务15 探析五果食法 指导五果食用 ·· 114

项目三　综合膳食指导·················120

- 任务16　开展平衡膳食营养教育·················122
- 任务17　应用中国居民膳食指南·················130
- 任务18　制定特殊人群营养食谱·················141

项目四　食品安全教育·················153

- 任务19　预防食品污染·················155
- 任务20　预防食物中毒·················162
- 任务21　保障食品安全·················171

参考文献·················177

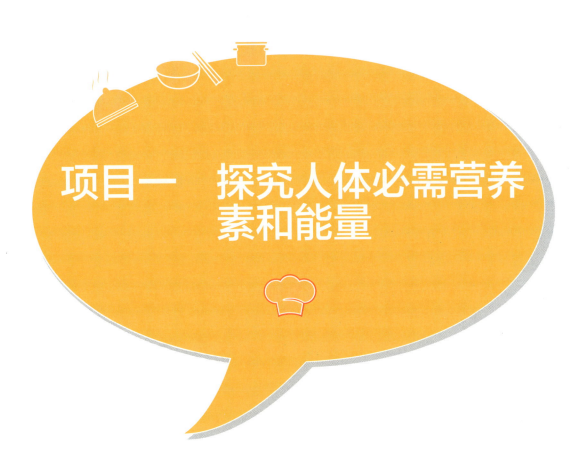

项目一　探究人体必需营养素和能量

项目导读

《说文解字》中解释：营养，"营"的含义是"谋求"，"养"的含义是"养生"，"营养"就是"谋求养生"。从现代营养学的角度讲，营养指人体消化、吸收、利用食物或营养物质的过程，也是人类从外界获取食物满足自身生理需要的过程，包括摄取、消化、吸收和体内利用等。营养素是为维持正常生命活动所必需摄入生物体的食物成分。

现代营养学对于营养素的研究，主要是针对人类和禽畜的营养素需要。营养素分为蛋白质、脂类、糖类（碳水化合物）、维生素、矿物质（无机盐）和水六大类。营养素虽然是维持人的生命和健康必不可少的物质，但是各类营养素却并不是越多越好，实践证明，营养素过剩同样也会对人体造成危害。

本项目针对人体需要的六大营养素，结合中职食品相关专业学生营养宣传、营养指导的岗位任务，将营养素相关知识融合在制定营养宣传指导方案中，指导自身重视并践行营养均衡，在实现科学营养理念的广泛宣传与渗透的同时，最大限度地助力公众营养改善。

任务1 探究糖类

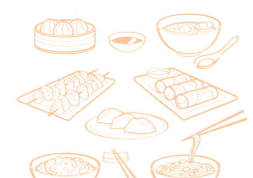

【情景案例】

王阿姨，59岁，高血糖10多年，血压偏高，伴有肾功能代谢紊乱。平时王阿姨很注意自己的饮食，从来不吃特别甜的食物。有一天，孩子们回来吃饭，王阿姨包了水饺，她自己吃了一大盘。结果饭后半个多小时，王阿姨就觉得口干舌燥，不一会儿就开始意识模糊，出现了眩晕的症状。家人马上将其送医检查，发现其血糖急剧升高。医生询问了王阿姨的饮食和药物使用情况，断定王阿姨血糖急剧升高是由于饮食控制不合理。

现代社会，高血糖已经成为困扰老年人生活的重要病症，在日常生活中应该如何合理控制饮食，让自己的血糖水平趋于稳定呢？

【工作任务】

掌握糖类的生理功能，辨识各种糖类食物的重要作用，解决生活中的"如何吃糖类食物才能维护身体健康"的问题。

【知识要点】

在人体所需的六大营养素中，糖类（碳水化合物）、蛋白质、脂类这三类在体内新陈代谢后能够产生能量，故又称产能营养素，它们的主要作用是参与机体的构成，提供能量。其中，糖类是一切生物体维持生命活动所需能量的主要来源，它不仅仅是营养物质，而且具有特殊的生理活性。

一、糖类的结构与分类

糖类由碳、氢、氧组成。其中，氢和氧的比例多数为2∶1，和水分子相同，故又名碳水化合物。糖类可以燃烧或体内氧化生成二氧化碳和水，并释放热能。

按照糖类的分子结构，营养学上将糖类分为单糖、双糖、寡糖、多糖四类。其中单糖结构最简单，如葡萄糖、果糖，不用消化可直接吸收，还可以经静脉注射；双糖有麦芽糖、蔗糖、乳糖等。以上都是甜味糖，甜度由高到低依次为：果糖、蔗糖、葡萄糖、麦芽糖、乳糖。多糖如淀粉、植物纤维、糖原等，都属于不甜的糖。总而言之，糖类并不都是甜的，而甜的不一定属于糖类，如糖精钠等。

（一）单糖

食物中的单糖主要有葡萄糖、半乳糖和果糖等。

1. 葡萄糖

葡萄糖是构成食物中各种糖类的最基本单位，是机体吸收和利用最好的单糖，葡萄糖也是动物脑组织、肺及红细胞唯一能利用的能量物质。有些糖类完全由葡萄糖构成，如淀粉；有些则由葡萄糖与其他单糖组成。

2. 半乳糖

半乳糖很少以单糖的形式存在于食品之中，而是乳糖、棉子糖和琼脂等的组成成分，可以被乳酸菌发酵。半乳糖在人体中也是先转变成葡萄糖后才被吸收利用的。母乳中的半乳糖是在体内重新合成的，而不是由食物中直接获得的。

3. 果糖

果糖多存在于水果和蜂蜜中，其中蜂蜜中含量最高。果糖比其他糖类都甜，是常见糖类中最甜的物质。果糖的代谢不受胰岛素的制约，能直接被人体代谢利用，适于幼儿和糖尿病患者食用，但大量食用也可产生副作用。果糖吸收后，经肝脏转变成葡萄糖被人体利用，也有一部分转变为糖原、乳酸和脂肪。

4. 其他单糖

除了以上单糖外，食物中还有少量的戊糖，如核糖、脱氧核糖、阿拉伯糖和木糖。前两种可以在动物体内合成，后两种主要存在于水果和根茎类蔬菜中。

（二）双糖

双糖又称二糖，是由两分子单糖缩合而成。食物中常见的双糖有蔗糖、麦芽糖和乳糖等。

1. 蔗糖

蔗糖是由一分子的葡萄糖和一分子的果糖结合后，失去一分子水形成的。蔗糖广泛分布于植物中，尤以甘蔗、甜菜和蜂蜜中含量最高，日常食用的白砂糖即是蔗糖，是在甘蔗或甜菜中提取的，是食品工业中最重要的甜味剂。蔗糖易于发酵，它被牙垢中的某些细菌和酵母作用，会形成一层黏着力很强的不溶性葡聚糖，同时产生酸性物质，引起龋齿。

2. 麦芽糖

麦芽糖又称饴糖，是由两分子葡萄糖缩合而成，一般植物中含量很少。淀粉在酶的作用下可降解成大量麦芽糖。麦芽糖的甜度约为蔗糖的1/2。

3. 乳糖

乳糖是哺乳动物乳汁的主要成分，人乳中乳糖的含量约为7%，牛乳和羊乳中约为5%，是由葡萄糖和半乳糖连接而成的。乳糖作为婴儿食用的主要碳水化合物，能够保持肠道中最合适的菌群数量，促进钙的吸收，故婴儿食品中经常会添加适量的乳糖。但是，随着年龄的增长，肠道中的乳糖酶活性下降，因而很多成年人食用普通牛乳后，乳糖难以消化导致腹泻，即乳糖不耐症。

（三）寡糖

寡糖又称低聚糖。目前已知的寡糖有棉籽糖、水苏糖、低聚果糖、低聚甘糖等，其甜度通常只有蔗糖的 30%~60%。

1. 棉籽糖

棉籽糖是由半乳糖、果糖和葡萄糖结合而成的三糖，多见于蜂蜜中，也是大豆低聚糖的主要成分之一。

2. 水苏糖

水苏糖是在棉籽糖的基础上再加上一个半乳糖的四糖，也是存在于豆类中的，甜度为蔗糖的 22%。

以上两种寡糖都不能被肠道消化酶分解而消化吸收，但在大肠中可被肠道细菌代谢，产生气体和其他产物，造成胀气。但适量摄入，则有利于益生菌，如双歧杆菌的生长、繁殖，促进人体健康。

（四）多糖

多糖是由 10 个以上的单糖组成的大分子糖。营养学上具有重要作用的多糖有三种，即糖原、淀粉和非淀粉多糖。多糖一般不溶于水，无甜味，不形成结晶，无还原性。

1. 糖原

糖原也称动物淀粉，几乎全部存在于动物组织中，是葡萄糖在动物及人体储存的主要形式。

人体吸收的葡萄糖，约有 20% 是以糖原的形式储存在人体中，是人体储存碳水化合物的主要形式。其中，约有 1/3 存在于肝脏中，2/3 存在于肌肉中。肝脏中储存的糖原可维持正常的血糖浓度，肌肉中储存的糖原可提供肌肉运动所需要的能量，尤其是满足高强度和持久运动时的能量需要。

2. 淀粉

淀粉是由单一的葡萄糖分子组成，主要以颗粒形式储存在植物种子及根茎细胞中。薯类、豆类和谷类含有丰富的淀粉，是人类碳水化合物的主要食物来源，它为人类提供了 70%~80% 的热量，也是最丰富、最廉价和最有效的能量营养素。淀粉和淀粉水解产品是膳食中可消化的碳水化合物。

3. 非淀粉多糖

非淀粉多糖主要有纤维素、半纤维素、果胶等，是膳食纤维的主要组成成分，基本由植物细胞壁成分组成，其他还包括非细胞壁物质，如植物胶质、海藻胶类等。

纤维素可以刺激和促进胃肠道的蠕动，有利于其他食物的消化吸收及粪便的排泄。

半纤维素是谷类纤维的主要成分，也是组成植物细胞壁的主要成分，一般与纤维素共存，但两者的化学性质截然不同。纤维素和半纤维素在麸皮中含量较多。

果胶是以半乳糖醛酸为主要成分的复合多糖的总称。果胶通常存在于水果和蔬菜的软组织中，例如在柑橘类水果的皮中约含30%，甜菜中约含25%，苹果中约含15%。果胶分解后产生甲醇和果胶酸。果胶具有胶化能力，在食品加工中常用果胶作为增稠剂制作果冻、色拉调料、冰激凌和果酱等。

二、糖类的生理功能

（一）提供热能

提供热能是碳水化合物的主要功能。碳水化合物是最经济、最主要和最有效的能量来源，人体每日所需能量中有50%以上的能量是由碳水化合物提供的。碳水化合物经过人体的消化分解，主要以葡萄糖的形式吸收，葡萄糖是一切系统尤其是神经系统和心脏最主要的能量来源。

（二）构成组织及重要生命物质

人体是由细胞组成的，而每个细胞都有碳水化合物，碳水化合物是构成机体组织并参与细胞的组成和多种活动的重要物质，主要以糖脂、糖蛋白和蛋白多糖的形式存在，分布在细胞膜、细胞器膜、细胞浆以及细胞间质中。人体一些具有重要生理功能的物质，如抗体、酶和激素的合成，也需要碳水化合物的参与。

（三）对蛋白质的节约作用

当人体摄取的膳食中碳水化合物供应不足时，机体被迫动用体内的蛋白质来满足正常的能量需求，这样就会对人体及各器官造成损害。反之，当食物中供给了充足的碳水化合物，就可免于过多蛋白质作为能量的消耗，使蛋白质用于最适宜发挥其特有生理功能的地方。碳水化合物的这种作用称为节约蛋白质作用。

（四）抗生酮作用

脂肪在体内的正常代谢需碳水化合物参与，若膳食中碳水化合物不足，由它代谢产生的草酰乙酸则相应减少，脂肪在体内的氧化反应不完全，就会产生过量的酮体，影响机体的酸碱平衡，导致酮血症和酮尿症。而机体供应足量的碳水化合物，就具有抗生酮作用。

（五）解毒功能

人体的肝脏具备解毒功能，但是只有在肝脏中储备较为丰富的糖原时，肝脏对某些细菌毒素和化学毒物才有较强的解毒能力，可消除或减轻这些物质的毒性或生物活性。而当糖原不足时，机体对酒精、砷等有害物质的解毒作用就会减弱，同时葡萄糖醛酸直接参与肝脏解毒。此外，一些动物、植物、微生物多糖具有特殊生物活性，如抗肿瘤、抗病毒、提高免疫力等。

三、糖类的食物来源及需求量

糖类主要来源于植物性食物,动物性食物中含量很少,谷类、薯类和根茎类食物中,含有丰富的淀粉,如粮谷类(大米、小米、面粉、玉米面等)含量为60%~80%、块根类(芋头、山药、土豆、红薯等)含量为15%~30%、坚果类(栗子、花生、核桃等)含量为12%~40%。一般蔬菜、水果除含有一定量的单糖、双糖外,还含有纤维素和果胶。蔬菜、水果、全谷物、杂粮、豆类等还是膳食纤维的主要来源。各种乳及乳制品中的乳糖是婴儿最重要的碳水化合物。常见的食物糖类含量如表1-1所示。

表1-1 常见的食物糖类含量（g/100 g,按可食部计算）

食物名称	含量	食物名称	含量	食物名称	含量
白砂糖	99.9	莜麦面	67.8	柿子	17.1
冰糖	99.3	玉米	66.7	苹果	12.3
红糖	96.6	方便面	60.9	辣椒	11.0
藕粉	93.0	绿豆	55.6	桃子	10.9
豌豆粉丝	91.7	小豆	55.7	番茄	3.5
麻香糕	88.7	南瓜粉	79.5	牛乳	3.4
粉条	84.2	马铃薯	16.5	芹菜	3.3
稻米	77.3	木耳	35.7	带鱼	3.1
挂面	74.4	鲜枣	28.6	白菜	3.1
小米	73.5	香蕉	20.8	鲜贝	2.5
小麦粉	71.5	大豆	18.6		

(资料来源：杨月欣、王光亚、潘兴昌,《中国食物成分表》,2002年)

人体内有些营养素可转变为糖类物质,因此其适宜需要量尚难确定。膳食中糖类过少,会造成膳食蛋白质的浪费;若比例过高,会引起蛋白质和脂肪摄入的减少,对机体造成不良后果。中国营养学会提出糖类适宜摄入量占总能量的55%~65%。这些碳水化合物应包括淀粉、非淀粉多糖和低聚糖等,还应注意限制纯能量食物如糖的摄入量(占总能量的10%以下),提倡摄入营养素能量密度高的食物,以保障人体能量和营养素的需要,也有利于改善胃肠道环境和预防龋齿。

四、糖类与人的血糖

（一）血糖

血糖是指血液中的葡萄糖水平,保持血糖平衡是人体维持持久精力和相对稳定的体重最重要的因素。人体出现低血糖或高血糖的情况,都会极大影响身体的健康。

1. 低血糖

低血糖是指人体血液中葡萄糖水平下降的情况。这种情况会对大脑产生不良影响，使人体出现疲劳、注意力不集中、易怒、发汗、头痛等症状。这时快速补充糖类食物，有利于缓解症状。

2. 高血糖

高血糖是指人体血液葡萄糖水平升高的情况。引起高血糖的原因很多，与遗传、生活习惯以及各种疾病都有联系。暂时性的血糖升高，主要是因为饮食习惯不好，暴饮暴食，在改善饮食习惯、加强体育锻炼后，即可好转。如果由于长期的不良饮食或遗传冠心病等其他疾病引起的以慢性高血糖为特征的代谢紊乱，这种高血糖就极有可能是糖尿病的早期症状。

（二）食物的血糖指数

食物的血糖指数（Glycemic Index，GI）是反映食物类型和糖类消化水平的一个参数，是衡量某种食物或膳食组成对血糖浓度影响的一个重要指标。比较统一的观点是，食物的升糖指数是指在一定时间内，人体食用含 50 g 有价值的糖类食物与相当量的葡萄糖后，2 小时后体内血糖曲线下面积的百分比，具体计算公式是：

$$GI=（试验餐后2小时血浆葡萄糖曲线下的面积/等量葡萄糖餐后2小时血浆葡萄糖曲线下的总面积）\times 100$$

GI 值高的食物进入胃肠后，消化快、吸收完全，葡萄糖进入血液后峰值高，也就是血浆葡萄糖升得高；GI 值低的食物在胃肠停留时间长，释放缓慢，葡萄糖进入血液后峰值低。相同量的糖类食物，可产生不同的血糖反应和相应不同的 GI 值。部分食物的血糖指数如表 1-2 所示。

表 1-2 部分食物的血糖指数（GI）

食物名称	GI	食物名称	GI	食物名称	GI
馒头	88.1	玉米粉	68.0	葡萄	43.0
熟甘薯	76.7	玉米片	78.5	柚子	25.0
熟马铃薯	66.4	大麦粉	66.0	梨	36.0
面条	81.6	菠萝	66.0	苹果	36.0
大米	83.2	闲趣饼干	47.1	藕粉	32.6
烙饼	79.6	荞麦	54.0	桃子	28.0
苕粉	34.5	生甘薯	54.0	扁豆	38.0
南瓜	75.0	香蕉	52.0	绿豆	27.2
油条	74.9	猕猴桃	52.0	四季豆	27.0
荞麦面条	59.3	山药	51.0	面包	87.9
西瓜	72.0	酸乳	48.0	可乐	40.3
小米	71.0	牛乳	27.6	大豆	18.0
胡萝卜	71.0	柑	43.0	花生	14.0

（资料来源：杨月欣、王光亚、潘兴昌，《中国食物成分表》，2002年）

（三）高血糖患者的饮食注意事项

（1）慎重选择升糖指数高的食物。如精米面及各式糖果都属于高升糖指数食物，而燕麦、薏米、麸皮粉及豆类对血糖影响较小，属于低升糖指数食物。

（2）主食最好在米面基础上辅以粗杂粮，如燕麦、麦片、玉米面等，因为这些食物中含有丰富的膳食纤维及矿物质、维生素等，膳食纤维具有降低血糖作用，对控制血糖有利。在控制热量期间仍感饥饿时，可食用含糖少的蔬菜，采用水煮的烹饪方式。

（3）含糖类较多的土豆、山药、藕、蒜苗、胡萝卜等要少吃或食用后应减少相应的主食量。

（4）水果中含葡萄糖、果糖较多，能使血糖升高，故在血糖、尿糖控制相对稳定时，在两餐之间食用，一般餐后2小时，但也要减少相应主食。

（5）酒精是糖类的"近亲"，酒类主要含酒精，产热高，而其他营养素含量很少，它会打破血糖的平衡，故以不饮为宜。类似刺激物还有茶、咖啡、可乐饮料以及香烟。

知识拓展

生活中的代糖食物

爱吃甜又怕血糖升高是许多糖尿病患者的烦恼，也是一些肥胖人士的困扰。随着现代食品科技的发展，逐渐出现了一些"代糖"食品，它们的特点是不加糖，而因添加"代糖"使食品同样有甜味，食品的包装上通常标示着"无糖"，让您既可以享受美食又能"甜得很健康"。

代糖的种类很多，一般分为营养性的甜味剂及非营养性的甜味剂两大类。营养性的甜味剂可产生热量，但产热量较蔗糖低，如木糖醇。

非营养性的甜味剂甜度高，无热量或热量极低，根据来源不同又分为人造甜味剂和天然甜味剂。常见的人造非营养性甜味剂有糖精钠、甜蜜素、安赛蜜、阿斯巴甜等，它们的使用添加量及食品种类有一定局限性，滥用会给人体带来危害。而天然非营养性甜味剂日益受到重视，成为甜味剂的发展趋势，主要有甜菊糖、罗汉果甜等。

1. 甜菊糖

甜菊糖取自甜叶菊，其甜度是蔗糖的200~300倍，热量值仅为蔗糖的1/300。经大量科学证明其无毒无副作用，不会影响血糖水平或干扰胰岛素，食用安全，是一种可替代蔗糖的非常理想的甜味剂。

2. 罗汉果甜

罗汉果甜萃取于广西桂林特产罗汉果，其甜度为蔗糖的300倍，热量为零，具有清热润肺镇咳、润肠通便之功效，对肥胖、便秘、糖尿病等症具有防治作用。

项目一 探究人体必需营养素和能量

【任务实践】

计算食物的血糖生成指数。

一、工作准备

（1）准备一份混合食物或膳食，可包括3~5种原料或食物。记录每种原料或食物的来源、比例和质量。【例如，一餐膳食可包括一杯牛奶（200 mL）、半个馒头（50 g）、一碗面条（150 g）】。

（2）查找文献，准备血糖生成指数表、食物成分表。

（3）准备计算器、记录纸等。不同人群每日每公斤体重所需热量表。

二、工作程序

程序1 查阅食物糖类含量和质量比

以一餐饮食为例加以说明。

（1）查阅食物成分表，查出膳食中每种食物的糖类含量和膳食纤维含量，将糖类含量减去膳食纤维含量获得可利用糖类含量（A）。

（2）根据混合膳食中每种配料求食物的质量（B），计算每种配料食物提供的糖类量（C=A×B/100），以及混合膳食中的糖类总量（ΣC）。

（3）计算各配料提供的糖类质量比（D=C/ΣC×100%）。混合食物糖类含量及质量比如表1-3所示。

表1-3 混合食物糖类含量及质量比

食物/配料	可利用糖类含量A（g/100g）	质量B	C=A×B/100	占一餐糖类质量比D/%
一杯牛奶	3.4	200 mL	6.8	10.2
半个馒头	47.0	50 g	23.5	35.2
一碗面条	24.3	150 g	36.5	54.6
总计	—	—	ΣC=66.8	—

程序2 混合膳食血糖指数的计算

（1）查阅资料，按照食物分类、名称、加工方法、来源尽可能匹配原则查找并记录每种食物的GI值并列于表1-4中。

（2）将每种食物的GI乘以占一餐中糖类质量比（D），计算该食物对一餐总GI的贡献。

（3）将每种食物对GI的贡献相加得出一餐食物的总GI。混合膳食血糖生成指数的计算如表1-4所示。

表 1-4　混合膳食血糖生成指数的计算

食物	食物GI	占一餐糖类质量比D/%	对一餐总GI的贡献
一杯牛奶	27.6	10.2	2.8
半个馒头	88	35.2	31.0
一碗面条	37	54.6	20.2
总计	—	—	54.0

程序 3　食物血糖负荷的计算

血糖负荷（Glycemic Load，GL）是在血糖指数基础上，进一步衍生出来的概念，比血糖指数更能全面评价食物引起血糖升高的能力。其定义为：

$$GL = 食物GI × 摄入该食物的实际可利用糖类的含量（g）/100$$

本例中，GL=（54.0×66.8）/100=36.1

程序 4　提出建议

综合 GI 与 GL 对混合膳食总 GI 进行评价，并结合它们的应用及意义，提出不同人群及不同情况下选择食物时的建议。

根据 GI、GL 分级和评价标准，本例中一餐 GI 为 54，小于 55 属低 GI 膳食，GL 为 36.1，大于 20 属高 GL 膳食，说明此餐为低 GI 膳食，但也不能食用过量。

【任务拓展】

知识夯实

一、判断题

1. 人体必需的六大营养素都能产生热量。（　）
2. 价格贵的食品，它的营养价值必定比普通食物要高。（　）
3. 所有的糖类都是甜的，甜度高的食物升糖指数也高。（　）
4. 膳食纤维虽然不能被人体消化吸收，但是人体不能缺少膳食纤维。（　）

二、选择题

1. 下列不经消化就可直接被吸收的糖类是（　）。

A. 蔗糖　　　　　　B. 乳糖　　　　　　C. 麦芽糖　　　　　　D. 葡萄糖

2. 下列属于天然非营养性代糖的是（　）。

A. 糖精　　　　　　B. 木糖醇　　　　　C. 罗汉果甜　　　　　D. 阿斯巴甜

3. 又可称为碳水化合物的营养素是（　）。

A. 维生素　　　　　B. 纤维素　　　　　C. 脂类　　　　　　　D. 糖类

能力提升

1. 绘制糖类营养物质宣传图册，图文并茂。
2. 抽取父母的一餐膳食，为他们计算一餐膳食的血糖生成指数并提出指导建议。

任务2 探究蛋白质

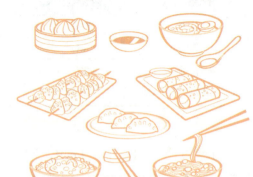

【情景案例】

2003年,安徽阜阳100多名婴儿陆续患上一种怪病,脸大如盘,四肢短小,当地人称之为"大头娃娃"。2004年3月下旬,有关媒体报道使安徽阜阳"空壳奶粉害人"事件引起社会关注。经对阜阳当地2003年3月1日后出生且以奶粉喂养为主的婴儿进行的营养状况普查和免费体检显示,因食用空壳奶粉造成营养不良的婴儿229人,其中轻中度营养不良的189人,因食用空壳奶粉造成营养不良而死亡的婴儿12人。

国务院调查组通过卫生学调查证实,不法分子用淀粉、蔗糖等价格低廉的食品原料全部或部分替代乳粉,再用奶香精等添加剂进行调香、调味,制造出劣质奶粉,其中蛋白质含量严重不足,使得婴儿在本是生长最快的时期停止生长,导致四肢短小,身体瘦弱,脑袋尤显偏大,严重的甚至越长越轻、越小,直至心、肝、肾等器官功能衰竭而死亡。

(案例来源:360百科)

蛋白质是生命的物质基础,没有蛋白质就没有生命。婴幼儿对蛋白质的需求量很高,而成人每天只需要摄入90 g蛋白质就可以满足正常的生理需求,摄入过多反而会造成肾脏负担。

【工作任务】

评价蛋白质的营养价值,引导公众合理摄入。

【知识要点】

一、蛋白质的组成

(一) 蛋白质的元素组成

蛋白质主要由碳、氢、氮、氧四种元素构成,有的蛋白质还含有硫、磷、铁和铜等元素。人体内只有蛋白质含有氮元素,所以氮成为蛋白质组成的标志性元素。氮元素在各种蛋白质中含量是最稳定的,平均含量为16%,所以食物蛋白质含量可用凯氏定氮法测量,通过测定出含氮量,再乘以6.25,即可得到蛋白质的含量。

> **知识拓展**
>
> **三聚氰胺事件（毒奶粉事故）**
>
> 2008年5月20日和21日，一位网民揭露他在2007年11月在浙江泰顺县城一家超市里买的三鹿奶粉的质量问题。该奶粉令他女儿小便异常。2008年6月中旬后，三鹿又陆续接到婴幼儿患肾结石等病状去医院治疗的信息。2008年9月12日三鹿集团声称，此事件是由于不法奶农为获取更多的利润向鲜牛奶中掺入三聚氰胺。2008年9月13日，国务院启动国家安全事故Ⅰ级响应机制（"Ⅰ级"为最高级：指特别重大食品安全事故）处置三鹿奶粉污染事件。
>
> 三聚氰胺是一种三嗪类含氮杂环有机化合物，被用作化工原料。它是白色单斜晶体，几乎无味，对身体有害，不可用于食品加工或食品添加物。在三鹿问题奶粉事件中，不法分子正是钻了检测方法的漏洞，在牛奶原料中添加三聚氰胺，通过提高"氮"含量，来提高"蛋白质"含量，危害了人民群众的生命安全，受到了法律的制裁。目前我国对此类含氮物品实行严格检测控制。

（二）蛋白质的分子组成

蛋白质是由多种氨基酸组成的长链状高分子有机化合物。

氨基酸是构成蛋白质的基本单位。氨基酸按营养价值分为必需氨基酸和非必需氨基酸，必需氨基酸指的是人体自身不能合成或合成速度不能满足人体需要，必须从食物中摄取的。成人的必需氨基酸有八种，分别是赖氨酸、色氨酸、苯丙氨酸、甲硫氨酸、苏氨酸、异亮氨酸、亮氨酸、缬氨酸，此外组氨酸为幼儿生长发育期间的必需氨基酸。如果饮食中经常缺少上述氨基酸，可影响健康。

二、蛋白质的分类

在营养学上，根据食物所含必需氨基酸的种类、数量及比值可将蛋白质分为三类，即完全蛋白质、半完全蛋白质和不完全蛋白质。

（一）完全蛋白质

完全蛋白质又称优质蛋白质，含有必需氨基酸，并且种类齐全，数量充足，比例合适，不但能维持人体的生命和健康，还能促进儿童的生长发育。如乳类、蛋类以及瘦肉和大豆中的蛋白质均属于这种完全蛋白质。鸡蛋是典型的完全蛋白质食物。藜麦是植物性食物中为数不多的优质完全蛋白质食物。

（二）半完全蛋白质

半完全蛋白质含有各种必需氨基酸，但含量不均，互相比例不合适，若在膳食中作为唯一的蛋白质来源,可以维持生命,但不能够促进儿童生长发育。属于半完全蛋白质的食物有米、面粉、土豆以及干果中的蛋白质等。

(三) 不完全蛋白质

不完全蛋白质所含必需氨基酸种类不全,若在膳食中作为唯一蛋白质来源,既不能维持生命,也不能促进儿童生长发育。属于不完全蛋白质的有玉米中的玉米胶蛋白,动物结缔组织中的胶原蛋白以及豌豆中的豆球蛋白等。

一般来说,动物性食品较植物性食品中所含的完全蛋白质多,所以动物性食品蛋白质的营养价值一般高于植物性食品蛋白质。

> **知识拓展**
>
> **吃猪皮能补充胶原蛋白吗?**
>
> 胶原蛋白是人体内含量最多的蛋白质,占人体蛋白质的25%~33%,它主要存在于人体的真皮层中,具有维持皮肤和组织器官的形态、结构的作用。
>
> 在民间流传着吃什么补什么的说法,很多热衷漂亮的女孩经常通过吃猪皮等富含胶原蛋白的食物来补充胶原蛋白,但是食用的猪皮,进入体内首先要分解成小分子氨基酸,被肠道吸收利用,再经过人体复杂的生物化学反应,构成人体所需要的胶原蛋白。同时,除了皮肤需要胶原蛋白以外,骨骼、牙齿等组织也需要胶原蛋白。因此可以看出,猪皮所富含胶原蛋白,不一定就是皮肤所需要的胶原蛋白。所以,吃猪皮补充胶原蛋白的方式是不科学的。

三、蛋白质的生理功能

(一) 构成和修补机体组织

人体的神经、肌肉、皮肤、内脏、血液、骨骼等组织甚至毛发、指甲无一不是由蛋白质构成的。身体的生长发育、衰老组织的更新、疾病和损伤后组织细胞的修复,也都是依靠蛋白质来完成的。比如皮肤上皮细胞每28天更新一次,味蕾上的味觉细胞10天到14天更新一次,肠黏膜细胞更新周期只需3天,胃黏膜上皮细胞6天更新一次。

(二) 调节生理功能

人体的生命活动是通过成千上万种生化反应来实现的,而这些反应都需要酶来催化。各种各样特异作用的酶,绝大部分是蛋白质。比如酶蛋白具有促进食物消化、吸收和利用的作用;免疫蛋白具有维持机体免疫功能的作用;收缩蛋白如肌球蛋白具有调节肌肉收缩的功能;血液中的脂蛋白、运铁蛋白、视黄醇结合蛋白质具有运送营养素的作用;血红蛋白具有携带、运送氧气的功能;癌症患者晚期注射的白蛋白具有调节渗透压、维持体液平衡的作用,能消除水肿。

(三) 构成抗体和干扰素

血液中的抗体对侵袭人体的细菌和病毒等有害物质，具有保护人体的抵抗作用，抗体是由蛋白质组成的。被称为抑制病毒的法宝和抗癌生力军的干扰素，也是一种糖和蛋白质的复合物。

(四) 供给热能

蛋白质也是能量的一种来源。膳食蛋白质和破损组织的蛋白质分解成氨基酸后，除用于合成人体所需要的蛋白质外，其他多余的或不符合要求的可氧化分解，为人体提供热能。若其他生热营养素提供的热能不能满足机体需要时，机体就会动用膳食中大量的蛋白质或者分解组织蛋白为人体提供热能。所以，必须为人体提供充足的碳水化合物和脂肪，才能发挥蛋白质应有的作用。对不能进食的消耗性疾病患者应注意葡萄糖的补充，以减少组织蛋白的消耗。

知识拓展

蛋白质粉

蛋白质粉是以豆制品或者其他的高蛋白含量的物质作为原材料，把里面的蛋白质提取出来，是一种食物的补充剂。它的主要成分是蛋白质，很少有其他的营养素。如果要服用蛋白质粉，前提一定是存在蛋白质缺乏，或者是有潜在缺乏的风险。比如牙齿有问题或者消化功能有问题、不能正常进食肉蛋奶的老年人可适当补充，但普通的、能够正常饮食的中年人或者孩子，没有必要补充。因为普通的蛋白质粉仅含蛋白质，而日常饮食中的肉蛋奶除了含优质蛋白以外，还含有很多的其他营养素，其价值要远远优于蛋白质粉，所以蛋白质粉的用途是有一定的范围的。

四、食物蛋白质的营养评价

评价一种蛋白质的营养价值有多种方法，但总的来说，都是从"量"和"质"两个方面来评价。"量"即食物中蛋白质的含量多少；"质"即其必需氨基酸的含量及模式。此外，还应考虑人体对该食物蛋白质的消化、吸收利用程度。任何一种方法都是以某种现象为观察评价指标，具有一定的局限性。

(一) 蛋白质的含量

蛋白质的含量是影响食物蛋白质营养价值的基本因素。人们的摄食量主要取决于满足能量的需要，而不是为了满足蛋白质的需要。评价食物蛋白质时绝不能离开含量而单纯谈质量。即使营养价值高，但如果含量低，也无法满足人体氮的平衡，也不能发挥优良蛋白质应有的作用和满足人体的需要。

（二）蛋白质的质量

蛋白质的质量也就是蛋白质的生物价，它是人体利用蛋白质效率的指标，反映了生物蛋白质在消化吸收后，被机体利用的程度。人体利用氨基酸来合成自身蛋白质，如果食物中的氨基酸组成越接近人体合成蛋白的氨基酸组成，其利用率越高，反之越差。从各种食物蛋白质的必需氨基酸模式可以看出，蛋、乳、鱼、肉和大豆蛋白质的质量优于一般的植物性蛋白质。

（三）蛋白质的消化率

蛋白质的消化率，是指食物中蛋白质能够被肠道消化吸收的程度。蛋白质消化率越高，被人体吸收利用的可能性越大，其营养价值也越高。一般来说，动物性蛋白质的消化率比植物性蛋白质高，这是因为植物性蛋白质被纤维素包围，使其与消化酶接触的程度较差，所以消化率低。

蛋白质消化率通常以蛋白质中被消化吸收的氮的数量与该种蛋白质的含氮总量的比值来表示。食物蛋白质消化率除受人体因素影响之外，主要还受食物因素的影响，如食物的品种、加工和烹调方法、其他营养素的存在等。例如，大豆整粒食用时，其蛋白质的消化率仅为60%，如将大豆加工成豆浆或豆腐，蛋白质的消化率可提高到90%。

知识拓展

蛋白质的互补作用

将不同种类的食物互相搭配混合食用时，可以使其中相对不足的必需氨基酸（限制氨基酸）相互补充，通过取长补短来提高蛋白质的营养价值，更接近人体所需的氨基酸模式，这是蛋白质的互补作用。

例如，面粉与大豆及其制品同吃，大豆蛋白质中丰富的赖氨酸可补充小麦蛋白质中赖氨酸的不足，从而使面、豆同食时蛋白质的生理价值提高。

在调配膳食时，一般遵循三个原则：一是选择的食物种属越远越好；二是搭配的种类越多越好；三是食用时间越近越好。

【任务实践】

食物蛋白质营养评价。

一、工作准备

（一）食物准备

选择 2~3 种食物，如鸡蛋、大豆，登记食物的种类、来源、产地、是否有营养成分（特别是蛋白质、氨基酸）的检测记录或营养标签标示。

（二）准备必要的评价用资料

（1）食物成分表或者食物书 App。

（2）查找文献：FAO/WHO 人体氨基酸模式，食物蛋白质真消化率的资料。

（3）笔、纸以及相关表格。

二、工作程序

程序 1 比较食物蛋白质含量

根据食物成分表或者通过食物书 App 查询，确定被评价食物的蛋白质含量，并与参考食物蛋白质含量进行初步比较。

以鸡蛋（生、鲜）和黄豆（生、干）为例，蛋白质含量分别为 13.3 g/100 g 和 35 g/100 g，黄豆蛋白质含量高于鸡蛋。食物书 App 查询鸡蛋、黄豆蛋白质含量如图 1-1 所示。

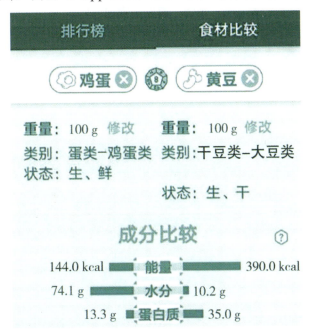

图 1-1　食物书 App 查询蛋白质含量（鸡蛋、黄豆）

程序 2 确定必需氨基酸含量值

（1）根据食物成分表或者通过食物书 App 查询，找出与被评价食物相对应的必需氨基酸含量。食物书 App 查询鸡蛋、黄豆必需氨基酸含量如图 1-2 所示。

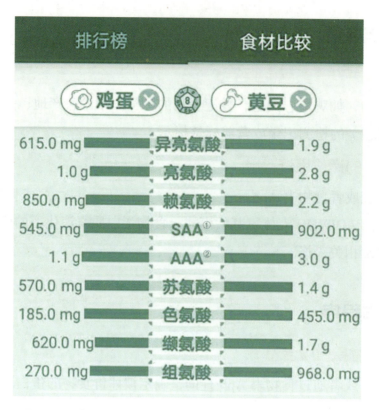

图 1-2 食物书 App 查询必需氨基酸含量（鸡蛋、黄豆）

（2）将每克食物中的氨基酸含量转化为每克蛋白质中的氨基酸含量，并填入表 1-5 中。

表 1-5　鸡蛋、黄豆必需氨基酸含量

必需氨基酸	鸡蛋氨基酸含量		黄豆氨基酸含量	
	mg/100 g	mg/g蛋白质	mg/100 g	mg/g蛋白质
异亮氨酸				
亮氨酸				
赖氨酸				
SAA				
AAA				
苏氨酸				
色氨酸				
缬氨酸				
合计				

程序 3　食物氨基酸评分的计算

一般来讲，采用以 FAO/WHO 人体氨基酸模式（1973）作为评分标准，如果针对某个年

---

① SAA：血清淀粉样蛋白A。
② AAA：精氨酸生素。

龄段进行评价，可以采用1985年提出的人体氨基酸模式作为标准。氨基酸评分举例如表1-6所示。

1. 评分

评价食物蛋白质中必需氨基酸的评分公式：

氨基酸评分（AAS）=被测食物蛋白质每克氮（或者蛋白质）中氨基酸含量（mg）/
理想模式中每克氮（或者蛋白质）中氨基酸含量（mg）

表1-6 氨基酸评分举例（鸡蛋、黄豆）

必需氨基酸	FAO/WHO人体氨基酸模式 mg/g蛋白质	鸡蛋氨基酸含量 mg/g蛋白质	AAS	黄豆氨基酸含量 mg/g蛋白质	AAS
异亮氨酸	40				
亮氨酸	70				
赖氨酸	55				
SAA	35				
AAA	60				
苏氨酸	40				
色氨酸	10				
缬氨酸	50				
合计	360				

2. 找出限制氨基酸

AAS评分最低的氨基酸为第一限制氨基酸，此氨基酸评分值就是该食物的氨基酸评分。

程序4 经过消化率校正后的氨基酸评分（PDCAAS）计算

所有的蛋白质并不是进入身体都可以被消化，所以氨基酸评分需要进一步进行校正，公式为：PDCAAS=AAS×TD，其中，TD为真消化率。

程序5 评价

根据评分结果，评价出咨询者经常食用食物的蛋白质营养价值，并提出建议。结果表明，鸡蛋蛋白质质量高且消化率高，是一种理想的蛋白质来源。黄豆的含硫氨基酸含量低，限制了蛋白质质量，应与其他蛋白质食物配合食用。食物书App鸡蛋、黄豆蛋白质评分比较如图1-3所示。

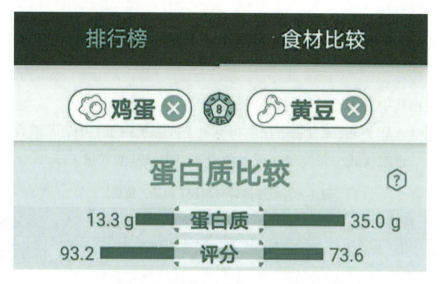

图 1-3 食物书 App 蛋白质评分比较（鸡蛋、黄豆）

【任务拓展】

知识夯实

一、判断题

1. 蛋白质同糖类和脂肪一样，主要是由氮、氢、氧三种元素构成。（　　）
2. 蛋白质是生命的基础物质，没有蛋白质就没有生命。（　　）
3. 评价蛋白质的营养价值主要从"质"和"量"两个方面入手。（　　）

二、选择题

1. 在营养学上，蛋白质可以简单分为（　　）。

A. 完全蛋白质　　　B. 半完全蛋白质　　　C. 不完全蛋白质　　　D. 非完全蛋白质

2. 蛋白质在人体内的含量相对固定，用测得的氮含量乘以（　　），从而推测出蛋白质的含量。

A. 5.25　　　　　B. 6.25　　　　　C. 6　　　　　D. 5

3. 下列食物中蛋白质消化率较高的是（　　）。

A. 豆浆　　　　　B. 豆腐　　　　　C. 内酯豆腐　　　　　D. 香酥黄豆

能力提升

减肥一直都是追求完美身材的人始终绕不过的坎，发胖除了基因遗传外，还有一部分是因为不良生活与饮食习惯。然而很多人却陷入了减肥的误区，总认为不吃肉就可以瘦了，其实不然，肉类食物除了脂肪外，其中的蛋白质是减肥所必需的营养元素。请思考：为什么减肥过程中必须注意蛋白质的补充呢？

任务3 探究脂类

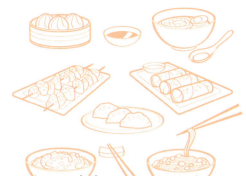

【情景案例】

郭女士的儿子强强（化名），10岁，是一名四年级的学生，身高138 cm，体重56 kg。据郭女士介绍，强强从小胃口就好，外公外婆会不断变着花样给他做饭，并且经常用煎炸的方式做鸡、鸭、鱼、肉等可口的肉食。周末，爷爷奶奶还会带他吃去肯德基或麦当劳。郭女士说，看着孩子身高比同龄人偏低，他们心里有些着急，又给孩子增加了以牛肉为主的菜肴。没想到，一年过去了，强强的身高只增加了2 cm，体重却又增加了5 kg。

现今，儿童和青少年的肥胖情况日益增多，由高脂肪饮食引发的心脑血管疾病也成为危害健康的第一大诱因。因此，学习脂类知识，学会合理摄入脂类，才能真正提高身体健康水平。

【工作任务】

评定脂肪的营养价值，引导公众学会合理摄入。

【知识要点】

脂类与蛋白质、糖类（碳水化合物）是产能的三大营养素，以各种形式存在于人体组织中。脂类主要供给机体所需的能量，提供所需的必需脂肪酸，是人体需要的重要营养素之一。

一、脂类的组成

脂类是油、脂肪和类脂的总称。

（一）油脂

油脂是油和脂肪的统称。一般我们将在常温下呈液体的油脂称为"油"，将在常温下呈固体的称为"脂肪"。组成油脂的脂肪酸有很多种类，根据脂肪酸中是否含有双键可以将其分为饱和脂肪酸和不饱和脂肪酸。

饱和脂肪酸是构成脂质的基本成分之一。较常见的饱和脂肪酸有月桂酸、豆蔻酸、软脂酸、花生酸等，一般存在于动物脂肪中，如猪油、牛油等。而少数植物油，如椰子油、可可油等中也都含有丰富的饱和脂肪酸。但摄入过多的饱和脂肪酸，可能会导致血液中胆固醇、甘油三酯、低密度脂蛋白胆固醇的含量升高，从而引起动脉的管腔狭窄，形成动脉粥样硬化，增加患冠心病的概率。

不饱和脂肪酸是构成人体必不可少的一种脂肪酸，一般存在于植物油中，如橄榄油、玉米油等。根据所含双键数量的不同，又可以分为单不饱和脂肪酸和多不饱和脂肪酸，单不饱和脂肪酸主要有油酸等，多不饱和脂肪酸主要有亚油酸、亚麻酸、花生四烯酸等，但人体自身无法合成亚油酸和亚麻酸，必须从食物当中补充和获取。多不饱和脂肪酸可以使机体内胆固醇酯化，降低血液中的胆固醇和甘油三酯含量，还能降低血液的黏稠度，改善微循环。所以多不饱和脂肪酸含量是食用油营养水平评价的重要指标，我们经常食用的大豆油、玉米油、葵花籽油中，ω-6系列不饱和脂肪酸含量较高，而亚麻油、紫苏油中 ω-3 不饱和脂肪酸含量较高。

（二）类脂

类脂，顾名思义就是"类似脂肪"，与脂肪非常相似。类脂的种类很多，主要包括磷脂、鞘脂类、糖脂、类固醇及固醇、脂蛋白类，在营养学上，特别重要的是磷脂和类固醇两种。

磷脂中较为重要的有卵磷脂和脑磷脂，卵磷脂主要存在于豆类、核桃、花生、动物内脏等食物中，脑磷脂主要存在于动物大脑、血液以及骨髓中。

类固醇中最被人们熟悉的是胆固醇，胆固醇是细胞构成中不可缺少的重要物质，它主要参与细胞膜形成，胆汁酸以及维生素 D 的合成，对人体健康非常重要，主要存在于动物大脑、脊髓、肝肾以及蛋黄中。胆固醇主要以高密度脂蛋白胆固醇、低密度脂蛋白胆固醇、极低密度脂蛋白胆固醇三种形式存在于血液的脂蛋白中，其中低密度脂蛋白的含量常用于心血管疾病的检查指标。

二、脂类的生理功能

（一）储藏和供给能量

脂肪最重要的生理功能是储存和供给能量，同等重量的脂肪所产生的热能是蛋白质、碳水化合物的两倍以上。人体从食物中获取的脂肪，一部分会在身体中产生热能，供人体正常所需；一部分则会储藏在身体中，当人体的消耗量高于摄入量时，用来补充热能。

（二）构成人体组织

脂肪是构成人体组织的重要成分。如细胞膜就是由类脂中的磷脂、糖脂和固醇组成的，脑髓和神经组织也都含有磷脂和糖脂。

（三）提供必需脂肪酸

从营养学角度，脂肪酸还可以分为必需脂肪酸和非必需脂肪酸。必需脂肪酸是指因人体无法自身合成，必须要从食物中获取的。目前，被明确肯定的必需脂肪酸有亚麻酸和亚油酸。

必需脂肪酸是细胞线粒体和细胞膜的重要组成成分，不仅参与磷脂的合成，与胆固醇的代谢也有密切关系。必需脂肪酸在人体内经过代谢后可以转化为多不饱和脂肪酸，这些多不饱和脂肪酸具有预防血栓和动脉粥样硬化的功能。

（四）维持体温，保护脏器

人体脂肪绝大多数存储在皮下组织，用来调整人体体温，维护对温度比较敏感的组织，避免热量流失。同样，脂肪具有隔热作用，外界的热量也不容易传到人体内部。脂肪遍布在人体内脏的缝隙中，像一个软垫，可以避免器官遭受振动和机械设备损害，起到保护作用。

（五）促进脂溶性维生素的吸收

脂肪是脂溶性维生素 A、维生素 D、维生素 E、维生素 K 的溶剂和载体，参与它们的吸收与利用过程。脂肪长期摄入不足，会影响人体对脂溶性维生素的吸收，导致脂溶性维生素缺乏症。

三、脂类的营养价值

脂肪的营养价值主要取决于以下三个方面：

（一）消化率

脂肪的消化率和它的熔点有着不可分割的关系，熔点越低，脂肪越容易消化；反之，脂肪则越难被消化和吸收。消化率高的脂肪，营养价值相对也较高，比如植物中的脂肪消化率较高，椰子油、芝麻油、橄榄油、大豆油可达98%，动物中的脂肪消化率较低，经常食用的羊脂为81%，牛脂为89%，猪脂为94%。

（二）必需脂肪酸含量

不同油脂中所含的必需脂肪酸含量也不同，含量越高，这种食物中的营养价值也就越高。植物油中含有较多必需脂肪酸，但椰子油除外，葵花籽油含量为52%~64%，花生油含量为13%~27%；动物油中的必需脂肪酸含量较少，猪油含量为5%~11%，牛油含量为1%~5%，所以，植物油营养价值高于动物油。常见油脂的熔点与消化率如表1-7所示。

表1-7 常见油脂的熔点与消化率

油脂	熔点	消化率	油脂	熔点	消化率
菜籽油	常温下呈液体	99%	鱼肝油	常温下呈液体	98%
椰子油	28~33 ℃	98%	乳脂	28~36 ℃	98%
花生油	常温下呈液体	98%	猪脂	36~50 ℃	94%
大豆油	常温下呈液体	98%	牛脂	42~50 ℃	89%
橄榄油	常温下呈液体	98%	羊脂	44~55 ℃	81%
玉米油	常温下呈液体	97%			
葵花籽油	常温下呈液体	96.5%			

（三）脂溶性维生素含量

动物脂肪中几乎没有维生素，但动物肝脏中却含有丰富的维生素A、维生素D；奶及奶制品、蛋黄中也含有丰富的维生素A、维生素D。植物油中维生素E（麦胚油）的含量比动物脂肪高。鱼肝油、奶油中的脂肪细小、分散，容易消化吸收，所以它们的营养价值也较高。

四、脂类的食物来源和需要量

膳食脂肪主要来源于动物性食物和植物性食物。动物性食物中的脂肪来源有猪油、牛油、羊油、奶油等，相对来说含饱和脂肪酸和单不饱和脂肪酸多。植物性食物中的脂肪来源有花生、大豆、玉米、核桃等，主要含不饱和脂肪酸。脂肪的摄入量有因地区气候差异、民族生活习惯等因素影响，会略有所差别，一般建议每日脂肪摄入量应占总热能的30%以下。

知识拓展

反式脂肪酸

"反式脂肪酸"这个名词并不为人们所熟悉，可如果说起蛋黄派、饼干、奶油、蛋糕，每个人却都很熟悉，其实这些食物就是"反式脂肪酸"的大户。食品中的反式脂肪酸一般来源于天然食物和加工食物，天然食物主要来自肉和奶制品，加工食物则是在植物油被氢化、精炼的过程中产生的。另外，食物在煎炒烹炸的过程中因油温过高，时间过长也会产生少量反式脂肪酸。近几十年的研究表明，过量地摄入反式脂肪酸，会引发肥胖，增加患糖尿病、高血压、心血管疾病的风险。据世卫组织统计，全球每年有50多万人因为摄入过量的反式脂肪酸而死于心血管疾病。但也不必过于惊慌，反式脂肪酸所造成的危害是长期积累的结果，每日反式脂肪的供能比低于1%就可以维持身体健康，相当于每日最多2.2 g。

【任务实践】

膳食中脂肪营养评价。

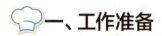

一、工作准备

（一）植物油准备

选择3~4种常见植物油，如花生油、大豆油、玉米油、橄榄油等，注意应色泽明亮，透明度高，无异味，无杂质。

（二）油脂的常用评价指标

常用评价指标有过氧化值、酸价、羰基价、黄曲霉素等。

（三）器皿准备

白色、透明的平皿，注意要无味无杂质，保证清洁。

（四）食物成分表或可查询食物营养成分的 App

主要分析食物中油脂的脂肪酸构成。100 g 牛肉的脂肪成分如表 1-8 所示。

表 1-8　100 g 牛肉的脂肪成分

营养元素	每100 g	备注
热量	113.0 kcal	
蛋白质	21.3 g	高蛋白
脂肪	2.5 g	
-饱和脂肪酸	1.4 g	低饱和脂肪酸
-反式脂肪酸	0 g	
-单不饱和脂肪酸	1.3 g	
-多不饱和脂肪酸	0.1 g	
胆固醇	60.0 mg	低胆固醇

二、工作程序

程序 1　感官评价

（1）将油脂倒入干净的器皿中，观察油脂的颜色（灰白、微黄、浅棕、深棕等）。

（2）将水浴加温至 50 ℃，搅拌后观察颜色变化，闻其气味，品尝滋味。

（3）也可用过氧化值、酸价试纸条测量具体数值。

程序 2　比较不同油脂的脂肪酸含量

借助食物成分表比较不同油脂的饱和脂肪酸、单不饱和脂肪酸、多不饱和脂肪酸的含量。

程序 3　比较菜品中的脂肪含量

借助 App 查询各种菜品的脂肪含量。

程序 4　汇总结果，做出评价

汇总膳食中的脂肪含量，参考每日脂肪摄入量应占总热能 30% 以下的标准做出评价，并提出建议。

【任务拓展】

知识夯实

一、判断题

1. 脂类就是脂肪。（　　）
2. 动物性油中完全不含维生素，因此营养价值低于植物性油。（　　）
3. 椰子油中含有的必需脂肪酸较多。（　　）

二、选择题

1. 人体无法自身合成，必须从食物中获取的是（　　）。

   A. 脂肪酸　　　　　　　　B. 必需脂肪酸　　　　　　　C. 饱和脂肪酸

2. 脂肪的消化率主要取决于（　　）。

   A. 脂肪熔点　　　　　　　B. 脂肪含量　　　　　　　　C. 脂肪种类

3. 每日脂肪摄入量应该占总热能的（　　）。

   A. 15%~20%　　　　　　　B. 30%以下　　　　　　　　C. 30%~40%

能力提升

当国产食用油还在研发新产品时，被授予"植物油皇后""液体黄金"等称号的橄榄油已悄然成为人们选择食用油时的新宠。作为高消费食品，橄榄油的价格比一般食用油要高出很多，但它的销量仍然在以每年30%的速度增加。请运用所学知识，分析橄榄油的主要营养成分，阐述它如此热销的主要原因。

任务4 探究维生素

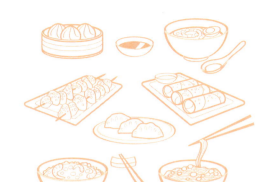

【情景案例】

王先生因为胸痛入院诊治,被诊断为急性心梗,随即开始接受药物治疗,症状未得到有效改善。经过详细的检查和问诊后,最终被确诊为脚气性心脏病——因维生素 B_1 严重且长时间缺乏而引起的一种高排量型心力衰竭症。王先生长期酗酒,饮食结构极其不合理,且因为有高血压长期服用利尿剂,这些因素的综合作用导致了王先生出现严重的维生素 B_1 缺乏状态,并最终诱发心衰。医生随即给予患者肌注维生素 B_1,5天后改为口服,患者的呼吸急促得到缓解、精神状态和食欲明显好转、血压回升。

(案例来源:搜狐网)

维生素是维持人体生命六大营养素中的一种,长期缺乏维生素会导致多种疾病发生。实际上许多原因不明的身体不适症状,如乏力、情绪急躁、皮肤粗糙、牙龈出血、头部沉重等,都和维生素缺乏有关。

【工作任务】

评价维生素的营养价值,引导公众合理摄入人体所需维生素。

【知识要点】

维生素又叫维他命,它既不参与构成人体细胞,也不为人体提供能量,但却对人体代谢起着重要作用。它既可以维持人体正常生命活动,又可以促进人体生长发育和调节人体生理功能。

一、维生素的分类

维生素的名称,常根据发现的先后顺序,在维生素后面加上字母 A、B、C、D 等来命名,如维生素 A、维生素 B、维生素 C、维生素 D、维生素 E 等;部分维生素是根据它们的化学结构特点或其生理功能来命名,如硫胺素、抗坏血酸等。

维生素的种类很多,一般可分为脂溶性维生素和水溶性维生素两大类。

脂溶性维生素易溶于脂肪和有机溶剂中,在食物中与脂类共存。其吸收与肠道中的脂类密切相关,主要储存于肝脏中。如果摄入不足,人体会缓慢出现缺乏症状;摄入过多,则可引起中毒。常见的脂溶性维生素主要有维生素 A、维生素 D、维生素 E、维生素 K 等。

水溶性维生素只溶于水而不溶于脂肪，一般无毒性，但极大量摄入例外。和脂溶性维生素相比较，水溶性维生素容易缺乏也比较容易被破坏。常见的水溶性维生素主要有B族维生素、维生素C、烟酸、叶酸、维生素H等。

二、常见维生素的生理功能和缺乏症状

（一）脂溶性维生素

1. 维生素A及β-胡萝卜素

维生素A又称视黄醇，一般存在于动物性食品中，但一些植物性食品如胡萝卜、红薯、柿子中含有胡萝卜素，其中最重要的是β-胡萝卜素，它们被吸收后在肝脏内可转化成维生素A，所以胡萝卜素也叫维生素A原。

维生素A对人体的生长、视觉和免疫功能都很重要，具体表现在：①促进人体生长发育。维生素A能促进体内蛋白质的合成，加速细胞分裂，刺激新细胞的长成，促进儿童生长发育。②保护夜视功能。维生素A与泪液的分泌密切相关，还能调节眼睛以适应外界光线的强弱，让人在黑暗中维持视力，是保护眼睛不可缺少的维生素。③维持上皮组织细胞正常的生长和分化。维生素A参与黏多糖的合成，对细胞起着黏合和保护作用，有助于保护皮肤，维护呼吸器官内膜及消化道上皮组织的健康。④增强机体免疫力。维生素A还能提高机体的细胞免疫与体液免疫作用，增强抗感染能力和对疾病的免疫力。

维生素A缺乏时，会出现眼睛干燥症、夜盲症、皮肤粗糙等症状。

2. 维生素D

维生素D是类固醇衍生物，和其他维生素不同，它是唯一可以由人体自身合成的维生素，因为在受紫外线照射后，人体内的胆固醇能转化为维生素D。

维生素D的生理功能表现在：维生素D能调节体内钙和磷的正常代谢，促进钙和磷的吸收和利用，维持儿童和成人骨质钙化，促使儿童骨骼生长，预防佝偻病和骨质疏松症，保持牙齿正常发育。

维生素D缺乏时，少儿会出现佝偻病，成年人可能患软骨病，老年人会出现骨质疏松等症状。

3. 维生素E

维生素E又称生育酚，或称抗不育维生素。它是人体内的一种强抗氧化剂和自由基清除剂。

维生素E的生理功能表现在：维生素E能延缓面部皮肤衰老，更能维持心血管"年轻"，用于治疗心、脑血管疾病。实验发现，它与性器官的成熟和胚胎发育有关，故临床上用于治疗习惯性流产和不育症。此外，维生素E对内分泌有调节作用，缺乏维生素E会使脑垂体、甲状腺功能低下。维生素E能增强肾上腺皮质功能，可以用来治疗风湿性疾病。近年来，还发现维生素E有抗癌作用。

维生素 E 缺乏时，会出现生殖机能障碍（如性功能衰退、不孕不育、先天性流产等）；心肌异常，四肢无力，易出汗；容易引发遗传性疾病和代谢性疾病。

4. 维生素 K

维生素 K 具有凝血的作用，所以又称凝血维生素。包括维生素 K_1、K_2、K_3 三种形式。维生素 K_1 存在于蔬菜绿叶中，维生素 K_2 由细菌合成，维生素 K_3 是人工合成的，其效率最高。

维生素 K 的生理功能表现在：促进血液正常的凝固，维生素 K 在医学上作为止血药应用，所以它有"止血功臣"之称。维生素 K 不仅是凝血酶原的主要成分，而且能促使肝脏凝血酶的合成，防止内出血和痔疮，治疗月经过量。

维生素 K 缺乏时，导致凝血酶原含量降低，出血凝固时间延长，还会出现皮下肌肉和胃肠道出血现象，及新生儿出血症。如果经常使用抗生素，导致肠内细菌的数量及功能减低，维生素 K 就会因此而不足。

（二）水溶性维生素

1. 维生素 B_1

维生素 B_1 又称硫胺素，或抗脚气病维生素。在烹调食品中，如果加碱过多就会造成维生素 B_1 的损失。因维生素 B_1 易溶于水，故在淘米或蒸煮时，常容易损失。

维生素 B_1 的生理功能表现在：维生素 B_1 作为辅酶参加碳水化合物代谢，使这个过程能够顺利地进行。另外，维生素 B_1 还有维护神经系统正常功能，预防和治疗脚气病等作用。还能增加胃肠蠕动及胃液和胰液的分泌，增进食欲与帮助消化，预防心脏扩大，促进正常生长和发育。

维生素 B_1 缺乏时，会使糖代谢产生障碍，大脑得不到足够的能量，表现为容易疲劳、无精打采、力差；神经得不到能量，不能正常工作，会引发神经病变，严重时则发生"脚气病"；心脏得不到能量，心跳会产生异常。

> **知识拓展**
>
> **脚气病**
>
> "脚气病"并非人们理解的脚癣，而是一种非常严重的神经疾病。开始时厌食、体重下降，然后精神错乱，迅速死亡。

2. 维生素 B_2

维生素 B_2 又称核黄素，在自然界含量较少，在碱性溶液中容易被破坏。

维生素 B_2 的生理功能表现在：参与糖、蛋白质和脂肪的代谢，增强机体抵抗力；维持皮肤及黏膜的健康，保护视力；保护血管，防止动脉粥样硬化。

维生素 B_2 缺乏时，可能出现嘴唇干燥脱皮、嘴角有细纹、头皮发痒等现象，严重时全身皮肤都会发痒；还会导致视力下降，眼睛流泪，严重时双眼会充血。

3. 维生素 B_{12}

维生素 B_{12} 结构最复杂，也是唯一含有金属元素钴的维生素，又称钴胺素。维生素 B_{12} 在强酸强碱下易分解，在阳光照射下易被破坏。蔬菜中几乎不含有维生素 B_{12}。

维生素 B_{12} 的生理功能表现在：它促进碳水化合物、脂肪和蛋白质的代谢；促进红细胞的发育和成熟，预防恶性贫血；消除烦躁不安，维护神经系统健康；促进婴幼儿生长发育。

维生素 B_{12} 缺乏时，会引起恶性贫血、脊髓变性、神经和周围神经退化以及舌、口腔、消化道黏膜发炎等症状。维生素 B_{12} 还参与胆碱的合成，胆碱是脂肪代谢中必不可少的物质，缺了它会产生脂肪肝，影响肝脏的功能。

4. 维生素 C

维生素 C 又称抗坏血酸。它是所有维生素中最不稳定的一种，对热、碱、氧都不稳定，特别是和铜、铁金属元素接触时容易被破坏，烹调时应特别注意。

维生素 C 的生理功能表现在：维生素 C 是预防坏血病的维生素。它是维持微血管组织正常运转不可缺少的物质，可以增强毛细血管壁的致密度，减低其通透性及脆性，防止炎症病变的扩散，促进肉芽组织生长及伤口愈合。它能促进胶原蛋白的形成，维持牙齿、骨骼、肌肉的正常功能，提高抗病能力。

维生素 C 缺乏时，症状主要为牙龈肿胀、出血等。

5. 叶酸（维生素 M）

叶酸因为最初是从菠菜叶子中分离提取出来的，故得名叶酸。叶酸对酸不稳定，加热和光照易被破坏。

叶酸的生理功能表现在：帮助细胞分裂、制造红细胞和白细胞，增强免疫能力，孕妇服用叶酸能帮助胎儿发育，预防某些先天缺陷。

叶酸缺乏时，会发生"巨幼红细胞性贫血"并伴有白血球减少，同时对疾病的抵抗力下降。

三、常见维生素的食物来源及需求量

人体对维生素的需求量很少，每日仅以毫克（mg）、微克（μg）计算，但维生素不能合成或合成量不足，必须从食物中摄取。人体所需维生素的主要食物来源及每日需求量如表1-9所示。

表1-9 维生素的主要食物来源及人体每日需求量

维生素种类		含量丰富的食物	人体每日需求量
脂溶性维生素	维生素A	动物肝脏、鱼肝油、全脂奶、禽蛋	成人：800 μg 孕妇：1 000 μg 乳母：1 200 μg
	维生素D	海鱼、鱼肝油、动物肝脏、蛋黄、奶油	成人：5 μg 孕妇、乳母：10 μg 婴儿、儿童：10 μg
	维生素E	大豆油、玉米油、麦胚、硬坚果	成人：10 mg 孕妇、乳母：12 mg 婴儿：3~4 mg
	维生素K	酸奶酪、苜蓿、蛋黄、大豆油、鱼肝油、海藻类、绿叶蔬菜	成人：20~100 μg 婴儿：不少于10 μg
水溶性维生素	维生素B_1	米糠、麸皮、糙米、全麦粉、豆类、酵母、干果、瘦肉、蛋类	成人：1.2 mg 孕妇：1.8 mg 乳母：2.1 mg
	维生素B_2	酵母、动物肝脏、菌藻类、蛋类、乳类、鳝鱼	成人：1.2 mg 孕妇：1.8 mg 乳母：2.1 mg
	维生素B_{12}	动物肝肾、瘦肉、牛乳、鸡蛋、海鱼、虾	成人：1~3 μg 孕妇、乳母：4 μg
	维生素C	猕猴桃、山楂、鲜枣、柚子、柿子椒、花菜、苦瓜等	成人：60 mg 孕妇：80 mg 乳母：100 mg 婴儿：30 mg
	叶酸	新鲜绿叶蔬菜、肝肾、酵母、牛肉、豆类	成人：200 μg 孕妇：400 μg 乳母：300 μg

四、补充维生素的注意事项

（一）维生素不是越多越好

水溶性维生素如维生素B、维生素C能够随尿液排出体外，但在排出之前都需经过人机体的代谢。脂溶性维生素如维生素A、维生素D、维生素E、维生素K等容易沉淀在脂肪组织和肝脏中，服用过量可引起中毒，应适量服用，不能过量。

（二）注意药物间的反应

不同性质的维生素容易受其他药物影响，甚至破坏其特性。如青霉素等抗生素可引起 B 族维生素缺乏；维生素 C 不能和补铁药剂同时服用；经常使用石蜡通便，可导致脂溶性维生素 A、维生素 D、维生素 K 吸收不良。

（三）饮食补充最安全

日常生活中食物种类丰富，只要平时无不良生活习惯，均衡合理的饮食基本可以满足身体所需的维生素。吃的食物种类越多，补充的营养物质就越全面。尤其是不常吃的动物内脏可选择性地买一些来吃，以补充维生素 A；五谷粗粮、色彩鲜艳的蔬果要多吃。所以通常情况下，无论是补充哪种营养，都应该优先选择食补的方式。

知识拓展

叶酸小知识

备孕期间和妊娠早期补充叶酸或含叶酸的多种维生素，可明显降低胎儿神经管畸形的风险。据研究，女性在服用叶酸后要经过 4 周的时间，体内叶酸缺乏的状态才能得以纠正。因此，怀孕前 3 个月补充叶酸，才能保证在胎儿神经管形成的敏感期中，妈妈体内的叶酸能满足胎儿神经系统发育的需要。同时，怀孕后的前 3 个月仍需坚持服用叶酸，这样才能起到最佳的预防效果。

【任务实践】

维生素 D 缺乏症的判断与评价。

一、工作准备

（1）了解维生素 D 缺乏的主要症状与体征。
（2）准备相关测量器械，如身高计、体重计等。
（3）准备相关调查表、记录表、纸、笔等。

二、工作程序

程序 1 个人基本情况调查

（1）询问来访者个人信息（年龄、性别、居住地、既往病史）。
（2）询问来访者近期饮食情况。
（3）观察询问维生素 D 缺乏相关症状。

注意：询问时要对来访者热情，以取得他们的信任和协作。

程序 2 进行相关体征检查

（1）包括对身高、牙齿、脚、骨骼等进行的检查。

（2）主要检查身高是否矮小、牙齿是否松动、脚是否弓形、是否"鸡"胸、有无骨折和关节疼痛等。

程序 3 分析和判断

通过询问病史获得相关信息以及体检结果做出判断。维生素 D 缺乏症的判断要点如表1-10所示。

表 1-10　维生素 D 缺乏症的判断要点

营养评价	判断要点（必须包括一个或更多）
个人史	摄入不足或吸收障碍
	其他代谢疾病或消化疾病
	服用影响维生素D吸收的药物或食物
人体测量	身高、体重等指标低于正常范围，生长发育迟缓（儿童）
临床表现	儿童关节或骨骼生长不正常、长牙较慢、肌肉软弱无力
	成人容易抽筋与骨折
	老年人骨质疏松
	牙齿松动
	脚呈弓形
	"鸡"胸
营养史/生活状况人群	素食
	接触阳光较少
	喂养不当（婴幼儿）
	学龄儿童
	老年人
生化数据	血浆中碱性磷酸酶升高、尿中碱性磷酸酶的排泄量增高

【任务拓展】

知识夯实

一、判断题

1. 叶酸和维生素 E 都属于脂溶性维生素。（ ）
2. 维生素可以大量补充对人体无害。（ ）
3. 所有维生素都可以从植物性食物中获得。（ ）

二、选择题

1. 被称为"抗坏血酸"的是（ ）。
   A. 维生素 A   B. 维生素 B   C. 维生素 C   D. 维生素 E

2. 可以通过晒太阳在人体内自动生成的维生素是（ ）。
   A. 维生素 B   B. 维生素 C   C. 维生素 D   D. 维生素 K

3. 被称为"生育酚"的维生素是（ ）。
   A. 维生素 A   B. 维生素 B   C. 维生素 D   D. 维生素 E

能力提升

长年吸烟会对身体造成一定的伤害，如果在日常生活中还会大量运动，一定要多吃富含维生素 C 的食物。补充维生素 C，有助于抗氧化，减少尼古丁对身体的伤害。请思考：吸烟会影响维生素 C 的吸收效果吗？

任务5 探究矿物质

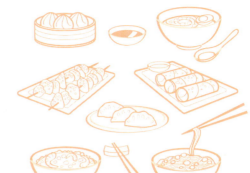

【情景案例】

孩子容易长湿疹怎么办？孩子免疫力低下怎么办？孩子半夜容易啼哭怎么办？宝爸宝妈为了孩子焦头烂额，经常会出现病急乱投医，为孩子过量补充矿物质的现象。殊不知人体对矿物质的需求量并不高，有的孩子因为补充过量的钙出现骨龄过大、骨质老化、不能继续长高等问题；有的孩子因为补充不恰当，引起锌中毒。那孩子到底缺少哪些矿物质？该怎么补？补多少呢？

【工作任务】

评定矿物质的营养价值，指导公众合理摄入矿物质。

【知识要点】

一、矿物质的组成及分类

矿物质又称无机盐，是人体必需的营养素之一。矿物质在体内不能自行合成，必须由外界环境供给。

人体由60多种元素构成，以人体总体重的0.01%为分界线，含量高于万分之一的被称为常量元素，如碳、氢、氧、磷、硫、钙、钾、镁、钠、氯等，它们构成机体组织，并起到电解质的作用；含量低于万分之一的被称为微量元素，人体必需的微量元素有碘、锌、硒、铜、钼、铬、钴、铁等，维持人体正常的新陈代谢，一旦缺少，人体就会出现疾病，甚至危及生命。

二、常见矿物质的营养价值

矿物质在人体内有相对稳定的含量和比例，它具有双向作用，摄入不足会产生缺乏症，但补充过量可能会引发中毒。矿物质浓度——生物相关图如图1-4所示。

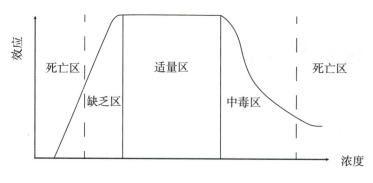

图 1-4 矿物质浓度——生物相关图

(一) 钙

钙有"生命元素"之称，是人体内含量最多的一种无机盐。正常人体内钙的含量为 1 200~1 400 g，占人体重量的 1.5%~2.0%，其中 99% 存在于骨骼和牙齿之中。另外，1% 的钙大多数呈离子状态存在于软组织、细胞外液和血液中，与骨钙保持着动态平衡。儿童缺钙表现为发育迟缓、骨骼畸形、牙齿发育不良；成人缺钙最直观的表现为骨质疏松。女性 20 岁以后就要注意钙质的补充，因为女性从 20 岁骨质密度开始缓慢减少，30 岁以后减速逐渐加快。

影响钙吸收的因素主要有：①以植物性食物为主的饮食结构，蔬菜中的草酸、膳食纤维会影响钙的吸收；②浓茶，茶水中的茶碱影响钙的吸收；③高盐饮食，大量的尿钙排出体外；④吸烟、饮酒、喝碳酸饮料，都会造成钙质流失。

补钙要注意：①选钙源。牛奶是最好的天然食物钙来源，乳钙是生物利用率最高的食物钙补充剂。②看剂型。液体钙比固体钙更简单直接、易吸收。③少量多次服用，提升钙的吸收效率，人体早上对钙的吸收能力最强。④多运动、多晒太阳，运动可以活动肌肉，刺激骨骼，减少钙质丢失，推迟骨骼老化；太阳中的紫外线可以促进体内维生素 D 的合成，促进钙的吸收。⑤改进食用方法。对草酸含量多的蔬菜先焯水，破坏掉草酸再烹调。

含钙量高的食物主要有牛奶、酸奶、奶酪、泥鳅、河蚌、螺、虾米、小虾皮、海带、酥炸鱼、牡蛎、花生、芝麻酱、豆腐、松子、甘蓝菜、花椰菜、白菜、油菜等。

> **知识拓展**
>
> **补钙误区：骨头汤有助于补钙**
>
> 骨头汤内含丰富的营养物质，特别是蛋白质对人体健康十分有益，但单纯靠喝骨头汤很难达到补钙的效果。检测证明，骨头汤里的钙含量微乎其微，更缺少促进钙吸收的维生素 D，因此骨质疏松症患者切莫被骨头汤补钙的说法所误导。

(二) 铁

铁是人体必需的、含量最多的微量元素之一。人体内的铁分为功能性铁和储存铁。功能性铁主要存在于血红蛋白、肌红蛋白以及各种含铁的酶中，参与氧的运输，参与能量代谢；储存性铁以铁蛋白和血铁黄素的形式存在于肝脏、网状内皮细胞和骨髓中。

孕妇最容易缺铁，对铁的需求量较高，补充不足会诱发缺铁性贫血，威胁母婴健康。儿童缺铁会出现贫血、注意力下降等症状，影响儿童智力发育。但过量补铁会使血液里出现过多的自由铁，不仅不能增强抵抗力，反而会被细菌吞噬，引起细菌大量繁殖。儿童体内铁元素的正常值是 7.52~11.8 mmol/L。

铁在食物中主要存在两种形式：一是血红素铁，二是非血红素铁。血红素铁，主要来源于动物性食物，如动物血、肝脏、红肉等；非血红素铁主要来源于植物性食物，如豆类、黑木耳、芝麻、红枣等。其中，血红素铁的吸收率高于非血红素铁，维生素 C 可以促进铁的吸收。

(三) 锌

锌有"智力之源"之称。在人体生长发育、生殖遗传、免疫、内分泌等重要生理过程中起着极其重要的作用。锌可以维持中枢神经系统代谢、骨骼代谢，促进儿童体格生长、大脑发育、性征发育及性成熟的正常进行。锌能维持正常味觉、嗅觉功能，促进食欲，一旦缺锌会出现味觉异常。锌能提高免疫力，是对免疫力影响最明显的微量元素之一。此外，锌还参与体内维生素 A 的代谢，对维持正常暗视力有好处。

怀孕期间要注意补锌，缺锌会导致食欲不振、营养吸收受限；长期缺锌会造成胎儿畸形，常见的有唇裂、小眼、畸形腿、脊柱裂、心脏异位等。儿童缺锌会出现厌食、生长发育缓慢等症状，表现为味觉减退、生长发育迟缓、抵抗力差等。儿童体内锌元素的正常值是 76.5~170 μmol/L。

锌的主要食物来源是海产品，如牡蛎、干贝、瑶柱、鲱鱼等；坚果类食物的含锌量也很高，例如核桃、杏仁、芝麻等。

(四) 碘

碘是人体必需微量元素之一，人体内含量很少，健康成人体内的碘总量仅有 20~50 mg，其中 70%~80% 集中在甲状腺。碘在身体内不能存储，多余的碘会随着尿液排出体外，所以我们必须每天补碘。

碘缺乏会导致地方性甲状腺肿和呆小症。成年人缺碘会引起疲劳、注意力不集中、工作效能降低；孕妇缺碘会造成小产、早产儿、死胎和先天畸形；婴幼儿缺碘会出现体格发育迟缓、智力低下、严重的可导致呆傻等，纯母乳喂养是补碘的优良方式。

碘补充过量会对人体健康造成一定的危害，主要表现为甲状腺损害如高碘性甲状腺肿、高碘甲亢、高碘甲减、高碘自身免疫性疾病、甲状腺癌等。

正常的饮食和碘盐摄入，就能够保证碘营养。含碘最高的食物为海产品，如海带、紫菜、鲜带鱼、蚶干、蛤干、干贝、淡菜、海参、海蜇、龙虾等。其中，海带含碘量最高；蛋、奶的含碘量也较高，蔬菜中菠菜和芹菜的碘含量较高。

通常情况下，吃的碘多，尿碘就高，吃的碘少，尿碘就低，所以可以通过碘尿测定判断碘摄入量是否符合标准。

（五）硒

硒有"抗癌之王"之称。硒有很强的抗氧化性，能清除体内垃圾、调血脂、防血栓、增强免疫力，对心脏病人和癌症患者有重要作用。硒能直接杀伤肿瘤细胞，阻断肿瘤血管形成，防止肿瘤复发、转移；硒能拮抗多种有毒重金属物质（如汞、铅、苯、砷等），解毒除害，保护肝脏等。

硒缺乏会导致克山病、大骨节病，引发心肌病及心肌衰竭，未老先衰，精神萎靡不振，精子活力下降，易患感冒等。《中国居民膳食营养素参考摄入量》规定18岁以上者的推荐摄入量为50 μg/d，硒过量会造成皮肤痛觉迟钝、四肢麻木，头发脱落、指甲变厚、皮疹、皮痒，还会造成胃肠功能紊乱、消化不良、呼吸有大蒜气味等。

建议通过食物来补充硒，含硒量高的食物有海产品、食用菌、肉类、禽蛋、西兰花、紫薯、大蒜等。营养学家也提倡通过硒营养强化食物补充有机硒，如富硒大米、富硒鸡蛋、富硒蘑菇、富硒茶叶、富硒麦芽、硒酸酯多糖、硒酵母等。

知识拓展

世界硒都 —— 恩施

湖北省恩施自治州岩石、土壤、动植物硒富集均达到世界之最，为世界70%以上缺硒地区的人类带来了福音。恩施市目前已与中国科技大学、中国科学院地理资源研究所等建立了战略合作关系。

中国生态硒谷 —— 丰城

丰城，江西百岁老人最多的县市。2003—2006年，江西省地质调查研究院在丰城发现富硒土壤面积达524.7平方千米，折合78.7万亩。该富硒带平均含硒量为每克0.538 μg，达到国家富硒土壤标准，属有机硒形态，极具农产品开发价值。2009年9月，中国营养学会和中国食品科学技术学会联合授予丰城"中国生态硒谷"称号。

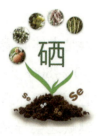

【任务实践】

锌缺乏的判断与评价。

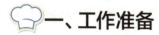

一、工作准备

（1）在进行判断前，需要掌握锌缺乏的主要症状与体征。

（2）准备相关测量器械，如身高测量计、体重计等。

（3）准备调查表、记录表、纸、笔等。

二、工作程序

程序 1 膳食史调查

（1）询问来访者动物性食物的摄入情况。

（2）询问是否服用锌制剂和锌强化食品。

（3）询问最近膳食有无大的变动等。

注意：询问时要对来访者热情，取得他们的信任和协作。

程序 2 询问病史

1. 询问是否有性发育障碍与性功能低下

性发育障碍是青少年锌缺乏的一个主要表现，可表现为生殖器官发育迟缓、月经初潮年龄推迟、无第二性征出现等。而已经性发育成熟的成人出现锌缺乏则会出现阳痿、性欲减退等表现。

2. 询问是否有味觉及嗅觉障碍

锌缺乏可导致味觉和嗅觉迟钝或出现异常，患者轻则出现食欲下降，重则食欲缺乏或出现异食癖。

3. 询问是否有伤口愈合不良

锌可促进组织增生，伤口愈合，手术患者及创伤患者锌缺乏可影响伤口愈合。

4. 询问呼吸系统和消化系统感染发病情况

锌缺乏患者免疫功能下降，容易感染疾病，婴幼儿肠道感染和呼吸道感染率明显增加。

程序 3 膳食锌摄入量调查

膳食史询问结束后，根据判断对可疑患有膳食锌摄入不足的对象，进行 24 小时回顾调查，必要时也可连续进行 3 天的调查，以得到膳食的锌摄入量。根据中国营养学会制定的我国居民膳食营养素推荐摄入量（DRIs）中锌的平衡需要量（EAR）、推荐摄入量（RNI）、可耐受最高摄入量（UL）进行分析评价。

程序 4 进行相关体格检查

（1）观察来访者的皮肤，看是否存在皮肤干燥、粗糙等锌缺乏的表现。

（2）观察来访者的精神和营养状况，看是否存在生长发育迟缓的现象。

（3）检查指甲和毛发，看是否存在指甲变脆、匙状甲、头发枯黄等现象。

程序 5 参考锌缺乏的实验室检查结果

（1）发锌。

（2）血清/血浆锌。

（3）尿锌。

程序6 综合分析所获得的资料，根据表1-11锌缺乏的判断要点做出判断

表1-11 锌缺乏的判断要点

营养评价	判断要点（必须包括一个或更多）
个人史	摄入不足或吸收障碍
	其他代谢疾病或消化疾病
	服用影响锌吸收的药物或食物
人体测量	身高、体重等指标低于正常范围，生长发育迟缓（儿童）
临床表现	性器官发育不良（儿童）
	皮肤干燥、粗糙，毛发稀疏、发黄
	口腔溃疡、口角炎等
	反复消化道或呼吸道感染
	嗜睡、情绪波动
食物/营养史	食欲不振，异食癖
	富含锌的食物摄入不足
	喂养不当（婴幼儿）
	节食或限制食物类别、偏食
	食物选择不当或不良的膳食行为
生化数据	血清锌浓度和发锌、尿锌水平低于正常

【任务拓展】

知识夯实

一、判断题

1. 骨质疏松和骨质增生都是缺钙的表现。（　　）
2. 铁缺乏被认为是全球三大"隐形饥饿"（微量营养元素缺乏）之首。（　　）
3. 硒具有很强的抗氧化性，被称为"抗癌之王"。（　　）

二、选择题

1. 常量元素与微量元素的分界线是总体重的（　　）。

   A. 千分之一　　　　B. 万分之一　　　　C. 十万分之一　　　　D. 百万分之一

2. 碘缺乏和碘过量都容易导致的病是（　　）。

   A. 甲状腺功能亢进　　B. 甲状腺功能低下　　C. 呆小病　　　　D. 聋哑症

3. 锌元素主要存在于（　　）。

A. 海产品　　　　　B. 蔬菜水果　　　　　C. 肉类　　　　　D. 谷类

能力提升

现在，很多地方的母婴用品店经常通过孩子的头发来检测锌元素，而后向"指标有问题"的小孩家长推销产品。焦急的宝爸宝妈这时就很容易病急乱投医，盲目相信检测结果，心急之下买回一大堆补锌产品。请思考：母婴用品店的做法合理吗？存在哪些问题？

任务6 探究水

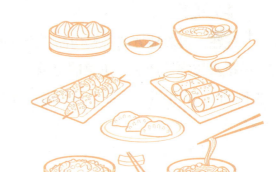

【情景案例】

据媒体报道,家在宁波的陈潇(化名)身高约175 cm,体重200余斤[①]。他特别爱喝饮料,尤其是可乐。近期,因食欲不佳,可乐就成了陈潇的"救命稻草",一天下来,至少要喝掉十几瓶。在接连呕吐好几天后,陈潇被送往医院。检测中,快速血糖仪已经爆表,显示陈潇血糖值已超过最大值: 33.3 mmol/L。三天后经抢救无效,陈潇离世。

(案例来源:搜狐新闻)

水是人体必需的营养素。人体如果失水达体重的10%时,就会使很多正常的生理功能受到损害;如果失水超过体重的20%,就会引发昏迷,导致死亡。白开水是最好的饮用水,以可乐、奶茶等饮料代替白开水,是不可取的。

【工作任务】

指导公众健康喝水。

【知识要点】

一、水的生理功能

(一)水是人体的重要构成成分

水是人体各种细胞和体液的重要组成部分,约占一名成年人体重的2/3。水分占血液的94%、软骨的80%、大脑的75%、心脏的75%、肺的86%、肝脏的86%,连脂肪细胞和脂肪分子的10%也是水分。身体缺少1%~2%的水分,各个器官就得不到充足的水分和营养,浸泡在脑脊髓液中的大脑脱水会带来致命的后果。

(二)水是新陈代谢必不可少的溶液媒介

人体新陈代谢的一切活动都离不开水,水是营养素良好的溶剂,同时也是运输媒介,它可以将氧气和各种营养素直接或间接地运输给人体各个组织和细胞,将二氧化碳和废物通过汗液、大小便、呼吸等途径排出体外。

[①] 1斤等于0.5 kg。

（三）水可以调节体温

人的体温能常年保持常温状态，这与水调节体温的功能是分不开的。人是恒温动物，身体内各种生理反应，各器官活动所产生的热量必须及时散发，而水的比热大，蒸发 1 g 水就可以带走 0.5 cal[①] 的热量。当人体内温度升高时，水会以呼吸、排汗的方式帮助散发一部分热量，对体温起到调节作用。

（四）水起到润滑作用

水以关节液、唾液、泪液等体液的形式，对关节、肌肉、各个器官起到润滑的作用，并能减少运动时因摩擦而引发的损伤。

二、常见饮品的主要功效

（一）白开水

白开水又称凉白开，它清淡无味，是最容易被忽视、最普通、最廉价也是最重要的平凡饮品，它具有其他高级饮料无法代替的特异生理活性。

1. 改善血液循环，提高基础代谢

饮用白开水，可以刺激肠胃等内脏器官升温，从而改善血液循环。内脏温度上升，基础代谢的速度也会随之增加，加快脂肪燃烧速度。

2. 激活内脏机能，排出老化废物

饮用白开水，可以激活内脏器官机能，提高内脏工作质量。在消化系统的运作下，新陈代谢速度加快，帮助体内老化废物加速排出体外，同时再次激活肝脏、肾脏的机能，形成良性循环。

3. 排出多余水分，消除便秘状况

饮用白开水，可以促进体内血液及淋巴的流通，带走多余的水分，形成尿液，将毒素或废物随尿液排出体外。白开水可以温暖肠胃，润滑肠道，软化排泄物，有效预防和缓解便秘症状。

4. 维持身体酸碱平衡

健康的人体体液 pH 值为 7.35~7.45，维持体液的弱碱性状态是非常重要的。白开水的 pH 值通常可以达到 9 以上，属于碱性水，经常饮用白开水，有利于中和人体新陈代谢产生的酸性物质，维持身体酸碱平衡。

（二）矿泉水

天然矿泉水是从地下深处自然涌出的或经钻井采集，含有一定量的矿物质、微量元素或其他成分，在一定区域未受污染并采取预防措施避免污染的水。

---

① cal：代表卡路里，简称卡；1 cal=4.186 J（焦耳）。

人工矿泉水是仿照天然矿泉水的组成成分，经过配制使其与天然矿泉水具有同等功效的饮用水。

不同地质的矿泉水所含的微量元素也不同，主要有碳酸、偏硅酸、溴、氟、锂、锶、钴、锌、锰、锗、钾、钠、钙、铜、铁等。偏硅酸对人体具有良好的软化血管的功能，可以增加皮肤弹性，锶可以强壮骨骼，锂可以调节中枢神经活动，氟对牙齿和骨骼的生长有重要作用。

矿泉水虽然含有多种微量元素，但人体的需求是有差异性的。只有确因身体需求，有限量的饮用含有某种特殊元素的矿泉水，才能起到健身治病的效果。盲目滥饮，不仅对健康无益反而有害。

（三）纯净水

纯净水是将天然水经过多道工序处理、提纯和净化的水。经加工后，除去了对人体有害的物质、部分矿物质、细菌，不含任何添加物，也称蒸馏水、太空水。

纯净水中不含矿物质或矿物质相对较少，属于酸性饮品。长期饮用会破坏体内酸碱平衡，导致免疫力减退等情况。而且纯净水中所含的负氧离子相对较少，长期饮用也会造成微量元素的缺乏。

（四）饮料类

饮料一般分为含酒精饮料和无酒精饮料。含酒精饮料主要包括酿造酒、蒸馏酒和配制酒；无酒精饮料主要包括果汁类、碳酸类、功能类、乳饮类、咖啡类等。

1. 果汁类饮料

根据国家规定要称为果汁，其饮料中必须含有超过10%的果汁原汁，可以添加糖、甜味剂、酸味剂等原料来调味，因此果汁饮料是不等于果汁的。而市面上的纯果汁大多是将浓缩果汁原汁添加水以后，再还原成原来的果汁。所以，饮用果汁可以充分获得水果中富含的各种维生素和矿物质，但无法代替天然水果。

2. 碳酸类饮料

顾名思义就是由二氧化碳与酸性物质组成的饮料。二氧化碳使汽水具有了独特的口感，但因为添加了碳酸水、磷酸、柠檬酸等酸性物质，还需要同时添加大量糖分来增加甜度。这些物质不仅会破坏牙齿，其中的磷酸成分还容易造成体内的钙质流失。可以说，碳酸类饮料除了热量没有任何营养素。

3. 功能类饮料

功能类饮料一般有两种，一种是运动饮料，另一种是添加了牛磺酸和咖啡因的饮料。运动类饮料含有多种电解质，可以补充运动后流失的水分和矿物质。含有牛磺酸和咖啡因的饮料可以刺激中枢神经，达到抗疲劳的功效。没有特殊需求时，不建议长期饮用，容易造成体内电解质失调，增加肾脏负担。

除此之外，以鲜乳或乳制品为原料，经发酵或未经发酵加工制成的乳饮类饮料，如乳酸菌、优酸乳等；以植物果仁、果肉及大豆为原料，经加工调配后的植物蛋白饮料，如核桃乳、杏仁露等；以谷物粗粮为原料，经加工调配后的粗粮类饮料，如红豆乳、黑豆乳等，也逐渐受到人们的欢迎。但这些饮品一般都含有较多的糖分，有的还添加了色素、香精、防腐剂等，经常饮用会加重胃肠道和肾脏负担。

三、水的需要量

人体内的水，主要有三个来源：饮水约占 50%；食物中含 40% 左右；体内代谢产生 10% 左右。正常人每天平均从食物中可以获得约 1 000 mL 的水，蛋白质、糖类和脂肪代谢可供给 300 mL 代谢水。

《中国居民膳食指南（2016）》建议：除了代谢和食物之外，在温和气候条件下生活的轻体力活动的成年人，每日最少饮水量为 1 500~1 700 mL，以一个普通杯子 200~250 mL 的大小计算，每天应喝 7~8 杯水。

知识拓展

我国淡水资源现状

地球有"水的行星"之称，这是因为地球上有丰富的水资源，有 3/4 的面积均被水覆盖，储水量约 140 亿立方米，但其中有 94% 分布在海洋中，不能直接供人类生活、生产使用。我国的淡水资源占全球水资源的 6%，位列世界第四，但我国人口众多，人均占有量仅为世界平均水平的 1/4，已经被联合国列为 13 个水资源贫乏的国家之一。不仅如此，从 20 世纪 70 年代我国就开始闹水荒，20 世纪 80 年代以来，我国的缺水现象已经从局部逐渐蔓延到全国，淡水资源南多北少的趋势更加严重，尽管国家采取了一系列行动，如建设水库、实施南水北调工程，但仍无法彻底改变缺水状况。

近年来，因为受工业废水和生活污水排放等因素影响，我国主要水系的水均受到了不同程度的污染。那么，究竟还有多少水是我们能用的呢？根据水利部预测，到 2030 年我国人口将达到 16 亿，人均水资源量就只有 1 750 立方米。因此，节约用水，刻不容缓。

【任务实践】

饮品的选购与指导。

一、工作准备

（1）准备纯果汁、果汁饮料、乳饮品、碳酸饮料、植物饮料等常见饮品，每种饮品可选择 3~4 个不同品牌。

（2）准备记录表、纸、笔等。

二、工作程序

程序 1 确定咨询者欲购买的饮品种类

程序 2 了解咨询者的日常习惯和喜好

如一般什么时间喝？每天喝多少？喜欢喝哪个品牌？

程序 3 提出选购建议

购买预包装食品时，最简易的方法就是看标签，如何通过标签选择食品呢？下面，以酸奶与酸奶饮品为例，详细介绍。

1. 看产品类型

食品类别为"酸乳""风味酸乳""发酵乳""风味发酵乳"等，一般以生牛乳或奶粉为原料经过发酵制成的产品，属于酸奶。但如果是"酸酸乳""乳酸菌饮料""酸奶饮料"等名称，往往都不是真正意义上的酸奶，而是酸奶饮品。

2. 看配料表

酸奶配料表如图 1-5 所示，排在第一位的是"乳"。如果配料表第一位是水或其他，这样的产品大多是酸奶饮料或乳酸菌饮料。但复原乳除外，复原乳（经过两次超高温处理后，营养成分损失较大）是用奶粉与水勾兑还原而成的牛奶，所以配料表中前两位的是水、奶粉。另外，添加剂越少的越健康。

产品类型：风味酸牛乳
配料：生牛乳（≥88%）、白砂糖、稀奶油、乳清蛋粉、羟丙基二淀粉磷酸
　　　琼脂、果胶、保加利亚乳杆菌、嗜热链球菌
菌种添加量≥1×10 CFU/100 g

产品标准号：GB 19302
保质期：5个月
贮存条件：常温保存
生产日期：见包装喷码
规格：1×200 g $\times 12$ 盒

图 1-5　酸奶配料表（风味酸牛乳）

3. 看营养成分表

酸奶属于发酵乳，根据《食品安全国家标准发酵乳》要求，酸奶中的蛋白质含量应≥2.9%，风味酸乳中的蛋白质含量应≥2.3%，低于这个标准的可能是酸奶饮品。另外，维生素、矿物质含量也是关键的选购指标，一般是含量越高越好。不过，也要小心其中的热量、脂肪、胆固醇等指标，具体应依据咨询者的身体状况合理选购。酸奶的营养成分表如表1-12所示。

表1-12 营养成分表（酸奶）

项目	每 100 mL	NPV%[①]
能量	377 kJ	4%
蛋白质	2.7 g	5%
脂肪	3.2 g	5%
碳水化合物	12.5 g	4%
钠	60 mg	3%

4. 看保质期

酸奶中因为含有活性乳酸菌，需要在低温环境（2~8 ℃）下保存，保质期通常在1个月以内，袋装酸奶相对较短。酸奶饮品中的乳酸菌含量较少，甚至没有，所以通常在室温下就可以保存，保质期也较长。

程序4 运用标签法，对各种饮品进行营养比对，并做好记录

程序5 根据咨询者身体情况，提出饮品购买建议

【任务拓展】

知识夯实

判断题

1. 矿泉水营养丰富，可以经常饮用。（　　）
2. 一日三餐中可以帮助人体获取足够的水分，不需要再过多饮水。（　　）
3. 碳酸饮料会造成牙齿、骨骼的损伤。（　　）

能力提升

"累了，困了，喝东鹏特饮"，这句广告语为人们所熟知。正如广告语所说，很多人在喝过以后，表示确实有缓解疲劳的作用。请运用所学知识，参考配料表与营养成分，分析它的主要功效。

---

① NRV%：营养参考值百分比。

任务 7 探究人体热能需求

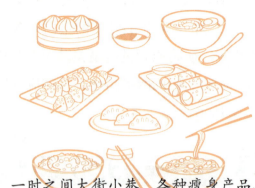

【情景案例】

当前,"减肥"似乎成了女性们挂在嘴边的词语,一时之间大街小巷,各种瘦身产品、瘦身机构、千奇百怪的瘦身方法席卷而来。因为不当减肥而患上厌食症或者气血亏损的女性不在少数。

2007年2月,在秋冬季米兰时装周中,身高175 cm的模特体重若低于55 kg,则无法在米兰登台。最具影响力的米兰时装周推出了由时尚界和医生、营养学家、心理学家等专家评估的健康执照,将模特消瘦的下限规定在BMI18.5。这一规定的出台,意味着模特并不是越瘦越好!

那么,日常生活中应该每日摄入多少能量才能保持正常身体的需求?减肥人群最少应该摄入多少热能?怎样寻求科学有效的减肥方法?

【工作任务】

明确人体所需热能的来源,掌握核算热能的正确方法,解决生活中的"每日应该摄入多少热能"的问题。

【知识要点】

人的一切生命活动都需要能量,如维持心脏跳动、血液循环、肺部呼吸、腺体分泌、物质转运等。人体每时每刻都在消耗能量,不仅是体力劳动,安静状态时同样也需要消耗一定的热能。人体所消耗的热能都是由摄取的食物供给的。

国际上用焦耳(J)为能量单位,焦耳的1 000倍即为千焦(kJ),营养学通常用卡(cal)或千卡(kcal)作为能量单位。1 cal是指1 g水从15 ℃提高到16 ℃所需的热量。

一、热能的来源

人体在生命活动过程中必须不断地从外界环境中摄取食物,从中获得人体必需的营养物质。其中包括糖类(碳水化合物)、脂类、蛋白质这三大产能营养素,它们在体内经过氧化产生热能,用于生命活动的各种过程。

（一）糖类

糖类即碳水化合物，是体内的主要供能物质。一般来说，机体所需热能的55%~65%都是由食物中的碳水化合物提供的。食物中的碳水化合物经消化产生的葡萄糖被吸收后，约有20%是以糖原的形式储存在肝脏和肌肉中，主要用于提供机体运动所需要的热能以及维持血糖水平的相对稳定。

另外，脑组织所需能量的唯一来源就是碳水化合物，这使得碳水化合物在能量供给上更具有特殊重要性。所以人体必须定时进食一定量糖类，以保障大脑功能。

（二）脂类

脂类也是人体重要的供能物质，是单位产热量最高的营养素，人体总能量中有20%~30%是由脂类提供的。另外，脂类构成了人体的储备热能。当人体摄入能量过多时，无论是蛋白质、脂肪还是碳水化合物，都以脂肪的形式储存下来。所以，人体内的全部储备脂肪中，一部分是来自食物的外源性脂肪，另一部分则是来自体内碳水化合物和蛋白质转化成的内源性脂肪。当体内热能不足时，储备脂肪又可释放出热量以满足机体需要。

（三）蛋白质

人体每天所需要的能量有10%~15%由蛋白质提供。人体在一般情况下主要是利用糖类和脂类氧化供能，但在某些特殊情况下，机体所需能源物质供能不足，如长期不能进食或消耗量过大时，也将依靠组织蛋白质分解产生氨基酸来获得能量，以维持必要的生理功能。

二、人体的热能消耗

人体的热能消耗主要由基础代谢、体力活动、食物的热效应和生长发育四个方面组成。其中，正常成人主要用于前三个方面，而孕妇、乳母、未成年人及刚病愈的人群还包含第四个方面。人体每天摄入的能量应满足人体对热能的需要，这样才能维持健康的体质和良好的工作效率。

（一）基础代谢

基础代谢是指人体为了维持最基本的生命活动所必需的热能消耗，即人体在清醒、空腹、静卧状态，在安静而舒适的环境中，维持生命活动所需要的热能。此时，能量用于维持体温、呼吸、心跳、各器官和组织功能等最基本的生命活动。基础代谢是人体能量消耗的最主要部分，一般占人体总能量消耗的60%~75%。

（二）体力活动

人们每天都从事着各种各样的体力活动，活动强度的大小、时间的长短、动作的熟练程度都影响能量的消耗，这是人体能量消耗中变动最大的一部分。体力活动一般分为职业活动、社会活动、家务活动和休闲活动，其中职业活动消耗的能量差别最大。通常情况下，各种体力活动所消耗的能量占人体总能量消耗的 15%~30%。

> **知识拓展**
>
> 中国成人活动水平分级如表 1-13 所示。
>
> 表 1-13　中国成人活动水平分级
>
> | 活动水平 | 职业工作时间分配 | 工作内容举例 | PAL系数[①] 男 | PAL系数[①] 女 |
> |---|---|---|---|---|
> | 轻 | 75%时间坐或站立
25%时间站着活动 | 办公室工作、修理电器、售货员、酒店服务员、化学实验操作、讲课等 | 1.55 | 1.56 |
> | 中 | 25%时间坐或站立
75%时间特殊职业活动 | 学生日常活动、机动车驾驶、电工安装、车床操作、金工切割等 | 1.78 | 1.64 |
> | 重 | 40%时间坐或站立
60%时间特殊职业活动 | 非机械化农业劳动、炼钢、舞蹈、体育运动、装卸、采矿等 | 2.10 | 1.82 |
>
> （资料来源：柳春红主编《食品营养与卫生学》）

（三）食物热效应

食物热效应是指人体在进食过程中，对食物中的营养素进行消化、吸收、代谢等生理作用而引起能量消耗增加的现象，又称为食物的特殊动力作用。不同营养成分的食物，消耗热能不同。蛋白质的食物热效应最大，为其本身产生能量的 30%~40%，碳水化合物为 5%~6%，脂肪为 4%~5%。

（四）生长发育

婴幼儿、儿童、青少年生长发育所需的能量主要用于形成新的组织及新组织的新陈代谢。3~6 月的婴儿每天有 15%~23% 的能量储存于机体建立的新组织中；婴儿每增加 1 g 体重约需要 20.91 kJ（5 kcal）能量。孕妇的能量消耗主要用于子宫、乳房、胎盘、胎儿的生长发育及体脂储备，乳母的能量消耗除自身的需要外，也用于乳汁合成与分泌。

---

① PAL系数：体力活动水平系数。

三、热能的计算

(一) 食物所含热量的计算

饮食中可以提供热量的营养素是糖类（碳水化合物）、脂肪、蛋白质、酒精、有机酸等。它们每克所含的热量分别是：糖类 4 kcal、脂肪 9 kcal、蛋白质 4 kcal、酒精 7 kcal、有机酸 2.4 kcal。

计算食物或饮食所含的热量，食物所含热能的计算方法如下：将食物中三大营养素的克数乘以各自的产热系数即得。

（1）要查出食物成分中产热营养素的量。

（2）利用以下公式计算：

热量（kcal）=糖类克数×4+蛋白质克数×4+脂肪克数×9+酒精克数×7

例如：一杯牛奶（200 g）的发热量是多少？

解：①查食物成分表知：

牛奶 100 g 含蛋白质 3.3 g，脂肪 4.0 g，糖 5.0 g；

故：牛奶 200 g 含蛋白质 6.6 g，脂肪 8.0 g，糖 10.0 g；

②分别代入：蛋白质产热量：6.6×4 kcal=26.4 kcal

脂肪产热量：8.0×9 kcal=72.0 kcal

糖类产热量：10.0×4 kcal=40.0 kcal

共计：138.4 kcal ≈ 579.32 kJ

答：一杯牛奶（200 g）的发热量为 138.4 kcal，约 579 kJ。

(二) 人体所需热量的计算

一个正常人每日所需的热量和他的体重有关。每日摄取热量和体重比的关系约为 1 kcal/h/kg，即 4.186 kJ/h/kg。所以一个重 50 kg 的成年人每日所需的热量如下：

所需热量 =4.186 kJ×24 h×50 kg=5 023.2 kJ

要注意利用上述公式算出的每日摄取热量，是个体的基本所需热量，指维持生命的最基本需要，如呼吸、心跳等需要的热量。一般行动、工作或运动所消耗热量并不计算在内。所以普遍来讲，一个成年男子每日需 9 200~11 000 kJ 热量；一个成年女子每日需 8 000~9 000 kJ 热量。一般小学生每日所需的热量和一个成年男子的最低所需热量相当，约 9 200 kJ。中学生正在发育，所以需要消耗的热能就多，男生平均每日需要 10 500 kJ 以上，而女生则需要 9 000~10 000 kJ。

> **知识拓展**
>
> **热量与运动、减肥瘦身**
>
> 现在很多的爱美人士经常将减肥瘦身挂在嘴边，在饭前也会经常说到要吃热量低的食物，那么热量与运动、减肥瘦身有什么关系呢？
>
> 举例说明，一个 100 g 的馒头可以提供 925 kJ 的热量，以体重 60 kg 的人的消耗量为例，一个 100 g 馒头需要快步走 1 个小时；一瓶 500 mL 的可口可乐可以提供 90.4 kJ 的热量，也是将近 1 个小时的快步走才能消耗掉。其他的高热量食物与相应运动能量的消耗对比如下：一块巧克力面包摄入后需要家务劳动，如拖地约 70 分钟才能将能量消耗；两个炸鸡腿摄入后，则需要网球运动 90 分钟才能消耗；一包小薯条的热量则相当于踏步机运动约 50 分钟等。
>
> 控制能量摄入并适当锻炼是一种相当有效的减肥方法，也被大多数医师看作是最健康的减肥途径。其实它的内在原理非常简单，也就是当我们每日摄入的总能量不足以提供身体每日的总能量消耗，人体就会自动调用身体内原本储备的脂肪和糖类，当脂肪被分解并为身体提供能量时，减肥过程就开始了。

四、热能的食物来源

糖类、脂类和蛋白质这三类产能营养素普遍存在于各种食物中。粮谷类和薯类食物含糖类较多，一般每 100 g 谷物提供能量约 350 kcal（1 465 kJ）、薯类约 90 kcal（377 kJ），是膳食中最经济的能量来源；大豆和动物性食物富含脂肪和蛋白质，比如，每 100 g 黄豆提供能量约 420 kcal（1 758 kJ），瘦畜肉提供约 300 kcal（1 256 kJ），鱼类可提供约 100 kcal（419 kJ），它们是膳食能量的重要组成部分；坚果类含丰富的油脂和蛋白质，是膳食能量辅助来源之一；蔬菜和水果含能量较少，一般提供 10~50 kcal（42~209 kJ），不是能量的主要来源。

三大产能营养素之间必须保持比例合理，膳食平衡，才能达到科学、合理、均衡的营养，保持能量摄入与消耗之间的平衡，对人体的健康非常重要。

【任务实践】

评估服务对象的食物热能摄入情况。

一、工作准备

（1）营养计算器（教学软件）。
（2）BMI 计算器（App）。
（3）BMI 标准对照表。

（4）体力劳动对照表。

（5）不同人群每日每千克体重所需热量表。

（6）《中国居民膳食指南（家庭实用版）》。

二、工作程序

模拟咨询者状况：企业电工张某，男性，38岁，身高173 cm，体重70 kg。

程序1 评价体型

计算体质指数（BMI），评价其体型胖瘦。

$$体重指数（BMI）= 体重（kg）/ 身高（m）^2$$

张某的BMI=70/1.73²=23.38，参考表1-14 BMI标准对照表，属于正常体型。

表1-14 BMI标准对照表

项目	WHO标准	亚洲标准	中国标准
偏瘦	<18.5	<18.5	<18.5
正常	18.5~24.9	18.5~22.9	18.5~23.9
超重	≥25	≥23	≥24
偏胖	25.0~29.9	23~24.9	24~27.9
肥胖	30.0~34.9	25~29.9	≥28
重度肥胖	35.0~39.9	≥30	≥30
极重度肥胖	≥40		

程序2 计算理想体重

$$理想体重（kg）= 实际身高（cm）-105$$

张某的理想体重=173-105=68（kg），一般认为理想体重±10%的范围都是"合理范围"，也就是说，61~75 kg均为他的理想体重范围。

程序3 确定体力劳动类型

参考表1-15体力劳动强度分级，张某的职业是电工，是中体力劳动者。

表1-15 体力劳动强度分级

体力劳动类型	举例
卧床休息	

续表

体力劳动类型	举例
轻体力劳动	办公室职员、教师等
中体力劳动	学生、外科医生、体育活动、司机、电工、轻农田作业者等
重体力劳动	农民、建筑工、矿工、从事非机械农活等

程序 4 确定每日所需总热量（不同人群每日每千克体重所需热量如表 1-16 所示）

每日所需总热量=理想体重×每日每千克体重所需热量

表 1-16　不同人群每日每千克体重所需热量　　　　　　　　　　　　　　单位：kcal/kg

体型	卧床	轻体力	中体力	重体力
肥胖/超重	15	20~25	30	35
正常	15~20	25~30	35	40
消瘦	20~25	35	40	45~50

张某每日所需的总热量 =68 kg × 35=2 380 kcal

【任务拓展】

知识夯实

一、判断题

1. 控制能量摄入并适当锻炼，无氧运动才是科学有效的减肥方法。（　）
2. 热量的常用单位与国际单位相同。（　）
3. 人体每天需要的热能与运动量相关，与体重无关。（　）

二、选择题

1. 人体不能从下列哪种营养素中获取热量？（　）
A. 蛋白质　　　B. 脂类　　　C. 糖类　　　D. 水

2. 下列属于热能的国际标准单位的是（　）。
A. 卡　　　B. 卡路里　　　C. 千卡　　　D. 焦耳

3. 下列人群中每日需要摄入热能最低的是（　）。
A. 成年男性　　　B. 成年女性　　　C. 中学生　　　D. 小学生

能力提升

1. 为身边体重超标的亲人或朋友核算其 1 日所需能量与实际摄入能量。
2. 搜集多种资料，制订健康减肥的食谱与运动计划，并通过自媒体手段进行宣传。

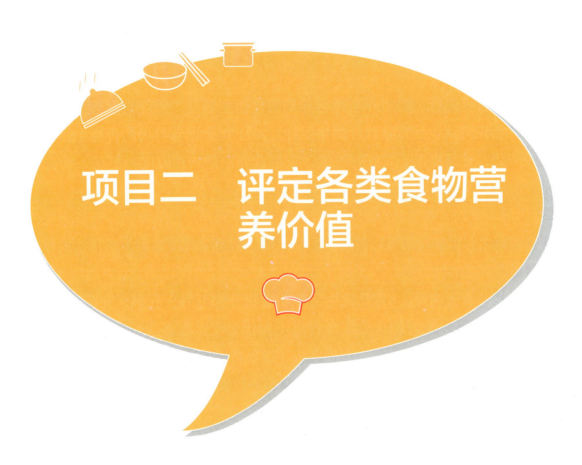

项目二　评定各类食物营养价值

项目导读

健康中国，营养先行。2020年全民营养周的传播主题是"合理膳食 免疫基石"；疫情当前，公众开始深刻认识到日常饮食的重要性。2021年全民营养周的传播主题是"合理膳食 营养惠万家"，更是提出了"好好吃饭，重视营养，是一种态度，更是一种责任"的口号。但是，怎样才算是好好吃饭呢？

《黄帝内经·素问·藏气法时论》总结出了"五谷为养，五果为助，五畜为益，五菜为充，气味合而服之，以补益精气"的膳食配制原则。但是《黄帝内经》所传达的养生理念如何才能指导亿万百姓的饮食呢？

本项目对接《黄帝内经》，将日常生活中的食物分为五谷、五果、五畜、五菜四大类，在不同的食物种类下，针对公众的饮食盲点（为什么吃？吃多少？怎么吃？如何吃更健康？）设计了辨识营养、把握用量、探析食法、指导食用的递进式工作任务，引导营养科技工作者走进百姓，指导公众合理膳食，助力公众营养改善。

任务 8　辨识五谷营养　把握五谷用量

【情景案例】

50岁的胡红（化名）身高1.65 m，体重70 kg，在朋友的带动下，2017年她进入深圳一家机构进行减肥。该机构主要的减肥方法就是不吃主食，只吃蔬菜和水果。坚持1个月后，胡红的体重减了20 kg，圆脸不见了，穿衣服也好看了很多，不再是个"肥婆"。看到如此有效果，她就这样坚持了大半年，体重也越来越轻。

然而，有一天，她突然晕倒在家里，吓坏了家人。紧接着一个星期，她什么也吃不进去，吃什么吐什么，像得了厌食症。家人送她去医院一检查，发现她居然营养不良。医生询问她最近的饮食情况，得知她正在节食减肥，还不吃主食，立即让她停止了这种减肥方法。经过一段时间的治疗，加上正常饮食的恢复，胡红的身体状况慢慢恢复过来，营养也正常了。在营养师的指导下，她开始通过运动和合理膳食控制体重。

（案例来源：南方网讯）

现代社会，大量的老年人崇尚吃谷类食物，年轻人害怕吃面食，唯恐其中的糖类让自己变胖。那应该如何正确引导公众呢？

【工作任务】

辨识五谷营养，把握五谷用量，解决公众关注的"为什么必须吃五谷类食物，吃多少才适合自己"的问题。

【知识要点】

中医认为"五谷最养脾，天生万物，独厚五谷"。《黄帝内经》中称五谷是"粳米、小豆、麦、大豆、黄黍"，而在《孟子·滕文公》中称五谷为"稻、黍、稷、麦、菽（注：'黍'指大黄米；'稷'指不黏的高粱；'菽'指豆类）"。现代营养学中五谷泛指粮食作物，通常认为稻米、小麦是细粮；除稻米、小麦以外的其他粮食是粗杂粮。

一、谷粒的构造及营养分布

（一）皮层

谷粒的最外层，富含膳食纤维和维生素 B，加工过程中容易被去掉。五谷类种子结构如

图 2-1 所示。

（二）胚乳

谷粒中最大的部分，主要成分是淀粉，但也含有一定量的蛋白质，无机盐和维生素含量低。

（三）胚芽

谷粒中最具有生命活力的部分，富含脂肪和维生素 E。在环境条件适合的情况下，可以生根发芽。

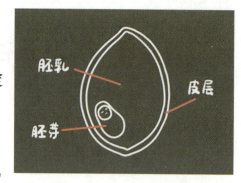

图 2-1　五谷类种子结构

二、五谷类食物的主要营养成分

（一）淀粉

五谷类食物中含量最多的营养素是淀粉（属于碳水化合物），主要集中在胚乳的淀粉细胞内，是人类最理想、最经济的能量来源。一是因为碳水化合物的分解产物是葡萄糖，可以直接为大脑提供能量，保证学习工作效率高；二是因为碳水化合物的分解产物是二氧化碳和水，没有影响人体健康的副产物，消化吸收效率高。此外，五谷类食物物美价廉，是最经济的能量来源。同时，淀粉能被人体以缓慢、稳定的速率消化吸收与分解，最终产生供人体利用的葡萄糖，而且其能量的释放缓慢，不会使血糖突然升高，对人体健康有益。

（二）蛋白质

五谷类食物中含有蛋白质，每 100 g 中含蛋白质为 8~12 g。蛋白质由氨基酸构成，其中必需氨基酸有八种。我们中国有句俗语，"五谷益为养，失豆则不良"，麦、稻蛋白质中缺乏赖氨酸，菽（豆类的总称）蛋白质中缺乏蛋氨酸，米面类食物与豆类食物混合食用，可以发挥蛋白质的互补作用，提高蛋白质的生理价值。

（三）膳食纤维

五谷类食物中尤其需要重视的营养素是膳食纤维（属于碳水化合物），它在糙米中的含量比精白米要高得多。膳食纤维不能被人体消化吸收、利用，但在人体内会吸收膨胀，增加肠内容物的容量，刺激肠道蠕动，加快肠内容物的通过速度，利于清理肠道废物，减少有害物质在肠道的停留时间。因此，多吃五谷类食物可以预防便秘和结肠癌。

知识拓展

全谷物

全谷物是指未经精细化加工或虽经碾磨、粉碎、压片等处理仍保留了完整谷粒所具备的胚乳、胚芽、麸皮及其天然营养成分的谷物，是目前鼓励食用的天然健康食品。

> **标准米("九五米")和标准粉("八五粉")**
>
> "九五米"指的是每 100 kg 糙米经加工产出 95 kg 白米。"八五粉"指的是每 100 kg 小麦经加工产出 85 kg 面粉。谷类加工过精过细,会大大降低其营养价值,过粗则影响感官性状、消化吸收率和加工性能。1953 年国家规定的标准米("九五米")和标准粉("八五粉")都兼顾了上述两方面的要求,较多地保留了谷类中的营养素。膳食中以"九五米""八五粉"为宜,"九二米"(精米)、"八一粉"(精面)不宜经常食用。近年来,精白米面的消费需求日益增长,应当采取相应的营养强化措施以保证消费者的健康。

(四)维生素 B

维生素可以维持皮肤黏膜系统的健康。春天很多人的手容易蜕皮,就是因为吃得太精细,导致维生素 B 摄入不足。

(五)脂肪

五谷类食物中脂肪含量不多。常见的产品为小麦、玉米胚芽油,其中亚油酸含量高达 60%,有降低胆固醇,预防动脉粥样硬化的作用,对于高血压和冠心病患者、老年人有一定的保健作用。

三、常见的五谷类食物及其养生价值

(一)胚芽米

胚芽米如图 2-2 所示,顾名思义就是保留了米中胚芽的部分,其科学的标准名称是"留胚米",是留胚率在 80% 以上的大米,目前只有应用"勿淘米专利技术"生产的专利产品才能真正使其达到留存率在 80% 以上,真正做到保全糙米营养,并留存新米的鲜香。

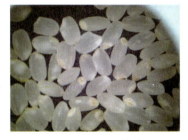

图 2-2 胚芽米

胚芽米中丰富的维生素 B 和矿物质,可增强儿童免疫力,缓解体弱多病、发育不良、肥胖、记忆力差等问题。女性长期食用胚芽米,脸色会比过去更细腻、润滑、富有弹性。而胚芽米中丰富的可溶性膳食纤维,能润肠通便,加速体内垃圾的排除,有效预防老年人便秘和高血糖、高血脂的问题。

(二)小米

小米被称为"五谷之首",是五谷中营养最全面的。小米最重要的作用是补益脾胃。小米滋阴,是碱性谷类,身体有酸痛或胃酸不调者可以常吃。它也能解除口臭,减少口中的细菌滋生。小米因富含维生素 B_1、维生素 B_2 等,可防止消化不良及口角生疮。此外,小米还有减轻皱纹、色斑、色素沉着，防止衰老的功效。

小米粥如图2-3所示，营养丰富，有"代参汤"之美称。小米可单独熬煮，亦可与大枣、红豆、红薯、莲子、山药、百合、南瓜等，熬成风味各异的滋补品。小米除了熬粥外，也可蒸饭，磨成粉后可单独或与其他面粉掺和制成饼、发糕等。

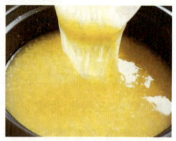

图2-3　小米粥

幼儿大多脾虚，很容易拉肚子，用新鲜的小米煮粥，取上层米油喂食幼儿（小米粥上层的米油是最精华的部分，因此，熬小米粥千万不要溢锅），很快就能痊愈，经常食用可以健胃补脾，防止拉肚子。老年人经常食用小米粥，可补中益气、益寿延年。产妇最补益的食物是小米粥而不是鸡汤。手术、病后等体虚之人，也可食用小米粥以养脾。小米富含的氨基酸还能预防流产，抗菌及预防女性阴道发炎，怀孕女性若是早晨有不适，也可多喝小米粥。

知识拓展

绿小米

绿小米如图2-4所示，米色深绿、米质优良、饭柔味香，是吉林省国家级农业科技园区从谷子种质资源中选育出的独具特色的纯天然绿色小米谷子新品种。经常食用可起到降血脂、调节血糖、降低胆固醇、提高肌体免疫力、防止心血管疾病等作用，是一类特种"营养型""功能型"米种。

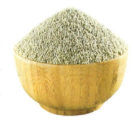

图2-4　绿小米

绿小米曾是清宫廷上品贡米，氨基酸含量为300 mg/100 g，是大米的2.4倍；维生素B_1含量比小麦高23.9%，比玉米高83.8%，是高粱米的1.2倍；铁的含量在五种粮食中居首位，可食用纤维素是大米的5倍。此外，它还含有18种氨基酸及有机硒，而且蛋白质、脂肪、维生素、矿物质等都高于普通小米。

（三）黄豆

豆类中黄豆营养价值最高，其蛋白质含量高达40%，相当于瘦猪肉的2倍多、鸡蛋的3倍。黄豆蛋白质的氨基酸的组成比较接近人体所需的氨基酸，属于完全蛋白质，尤其是富含赖氨酸。除此之外，黄豆当中还含有易于被人体吸收的铁，适合正在生长发育中的儿童及缺铁性贫血患者食用。

现代医学研究认为，黄豆中的脂肪多为不饱和脂肪酸，可以降低人体胆固醇，减少动脉硬化的发生，预防心脏病；黄豆中的亚油酸可以有效阻止皮肤细胞中黑色素的生成；黄豆中的大豆异黄酮可以缓解更年期综合征；黄豆中所含的软磷脂是大脑细胞组成的重要部分，常吃黄豆对增加和改善大脑机能有重要的作用。

但是黄豆中含有棉籽糖和水苏糖，使得在消化吸收过程中容易引起胀气，消化功能不好、有慢性消化道疾病的人应少食。同时，黄豆含有抗胰蛋白酶和凝血酶，不宜生食，应该用高温煮烂食用。

(四) 红小豆

明代著名医药学家李时珍把红小豆称为"心之谷"，《本草纲目》说，红小豆能"治产难，下胞衣，通乳汁。和鲤鱼、鳢鱼、鲫鱼、黄雌鸡煮食，并能利水消肿"。因此，红小豆具有生津液、利小便、消胀、除肿、止吐的功能。红小豆富含叶酸，产妇、乳母多吃红小豆有催乳的功效。

红小豆含有较多的皂角甙，能阻止过氧化脂质的产生，抑制脂肪吸收并促进其分解，达到降脂、瘦身、健美的目的。红小豆中含有丰富的维生素B_9，能防治贫血；红小豆还能帮助排泄体内多种毒物，促进机体内的新陈代谢。

红小豆偏凉性，会降低羊肉温补的功效，因此不宜与羊肉同食；红小豆也不宜与茶叶同食，茶叶中的单宁容易与红小豆中丰富的铁反应，影响铁的吸收。

(五) 薏米

薏米又称为"薏仁"，是一种美容食品，有促进新陈代谢和减少胃肠负担的作用，可作为病中或病后体弱患者的补益食品；经常食用薏米对慢性肠炎、消化不良等也有效果。薏米能增强肾功能，并有清热利尿作用，因此对水肿患者也有疗效。薏米含有丰富的维生素B_1，对防治脚气病十分有益；含有一定的维生素 E，常食可以使人体皮肤光泽细腻，消除粉刺、色斑，改善肤色。薏米用作粮食吃，煮粥、做汤均可。冬天用薏米炖猪脚、排骨和鸡，是一种滋补食品。夏天用薏米煮粥或做冷饮冰薏米，又是很好的消暑健身的清补剂。以上补益作用，都是生薏米煮汤服食之；若用于健脾益胃，利肠胃，治脾虚泄泻，则需炒熟食用。

健康人常吃薏米，能使身体轻捷，减少肿瘤发病概率。近年来，大量的科学研究和临床实践证明，薏米中的薏苡仁酯，是一种抗癌剂，能抑制艾氏腹水癌细胞，可用于预防胃癌及子宫颈癌。

(六) 燕麦

燕麦就是中国的莜麦，又称"油麦"，具有高蛋白、低糖、高营养、低能量的特点。经常食用，对心脑血管疾病起到一定的预防作用，对糖尿病患者有非常好的降糖功效。

燕麦中富含可溶性纤维和不可溶性纤维，能延缓胃的排空，增加饱腹感，控制食欲，有助于减轻体重，是一种兼顾营养又不至于发胖的健康食品。

燕麦中含有的钙、磷、铁、锌等矿物质有预防骨质疏松、促进伤口愈合、防止贫血的功效,是补钙佳品;燕麦中含有极其丰富的亚油酸,对脂肪肝、糖尿病、水肿、便秘等也有辅助疗效,对老年人增强体力、延年益寿也是大有裨益的。

燕麦除了有天然的保健功能外,还具有很高的美容价值。人们很早就已经懂得利用燕麦来治疗皮肤干燥和瘙痒。燕麦提取物中含有大量的能够抑制酪氨酸酶活性的生物活性成分,可以有效地抑制黑色素形成,淡化色斑,保持白皙靓丽的皮肤。燕麦蒽酰胺,又称燕麦生物碱,是燕麦特有的物质,燕麦蒽酰胺不仅具有清除自由基抗皱的功效,还具有抗刺激的特性,尤其当紫外线照射对皮肤产生不利作用时,它具有有效去除肤表泛红的功能,对过敏性皮肤具有优异的护理作用。

知识拓展

"我们是中国人,有个中国胃。"千百年来,中国人已经形成了以碳水化合物作为能量来源的饮食结构。《灵枢·刺节真邪》:"真气者,所受于天,与谷气并而充身者也。"真气,来源于先天。张景岳谓"真气,即元气也"。元气是人身的根本之气,是人体生命活动的原动力,是维持生命活动的最基本物质。它是由先天之精气与自然界之清气和水谷之精气相结合而成。

人的嘴巴两旁有个穴位叫迎粮穴。从名字上可以看出,嘴巴是用来吃东西的。其实祖辈早就给我们指了条明道——"迎粮",就是说人要多吃大米、玉米、高粱、地瓜、胡萝卜、土豆等主食。过去人们缺衣少食,能吃饱就已经是最大的幸福了。虽然饮食非常简单,但那时人们的体质却非常好,很少生病。而现在那些以蔬菜摄入为主的素食者,体质弱,生病成了常有的事。因此,主食的摄取量长期不足,对身体健康极为不利。

【任务实践】

评估咨询者的五谷类食物摄入情况。

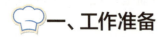

一、工作准备

(1)BMI 计算器(App)。
(2)体力劳动对照表。
(3)不同人群每日每千克体重所需热量表。
(4)等值谷薯类交换表。
(5)《中国居民膳食指南(家庭实用版)》。

二、工作程序

程序1 评估咨询者身体需求

（1）评价体型。

$$体重指数（BMI）= 体重（kg）/ 身高（m）^2$$

（2）计算理想体重。

$$理想体重（kg）= 实际身高（cm）- 105$$

（3）确定体力劳动类型。

（4）确定每日所需热量。

$$总热量 = 理想体重 \times 每日每千克体重所需热量$$

程序2 调查咨询者3天的主食摄入量

程序3 核算五谷类食物的推荐摄入量和实际摄入量

（1）对照《中国居民膳食指南（家庭实用版）》，确定固定能量下的优选五谷推荐。例如，咨询者能量摄入量为2 200~2 400 kcal时，推荐摄入的三大营养素比例如图2-5所示。

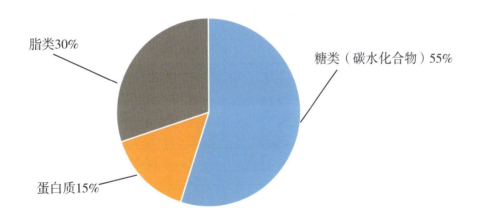

图2-5 三大营养素比例（2 200~2 400 kcal）

《中国居民膳食指南（家庭实用版）》推荐的谷薯类食物种类及用量如图2-6所示。

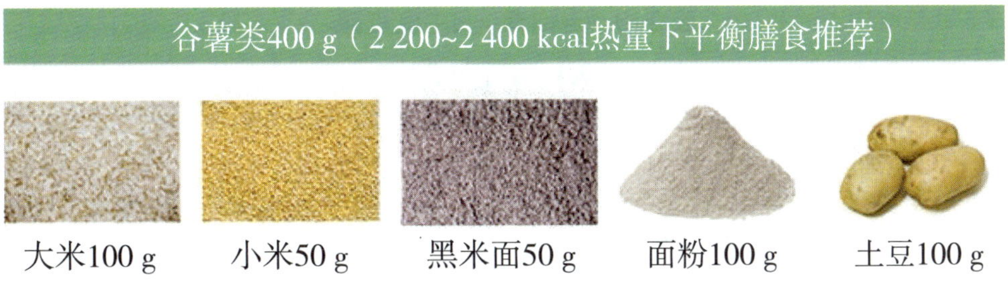

谷薯类400 g（2 200~2 400 kcal热量下平衡膳食推荐）

大米100 g　小米50 g　黑米面50 g　面粉100 g　土豆100 g

图2-6 谷薯类食物推荐种类及用量

（2）借助食物交换份法，折合固定能量下的推荐五谷用量。推荐摄入量转化表如表2-1

所示。例如，根据等值谷薯类交换表如表2-2所示，可将所有的谷薯类食物统一转化为主食中最常见的面粉，方便推荐摄入量与实际摄入量的比较。

表2-1 推荐摄入量转化表

推荐用量	谷薯类/g（2 200~2 400 kcal热量下平衡膳食推荐）				
	大米100	小米50	黑米面50	面粉100	土豆100
折合面粉用量	100	50	50	100	25
合计	325				

表2-2 等值谷薯类交换表

食物名称	重量/g	食物名称	重量/g
粳米、小米、糯米、薏米	25	荞麦面、苦荞麦	35
绿豆、红小豆、芸豆、干豌豆	25	面包、窝头	35
高粱米、玉米糁、混合面	25	各种挂面、龙须面	25
干粉条、干莲子	25	生面条、魔芋生面条	25
面粉、冰粉、玉米面	25	土豆	100
油条、苏打饼干	25	湿粉皮	150
燕麦片、莜麦面	25	通心粉	25
烧饼、烙饼、馒头	35	鲜玉米（带棒芯）	200

（3）借助食物交换份法，核算咨询者五谷类食物的实际摄入情况。例如，依据咨询者1日主食食谱（表2-3），根据等值谷薯类交换表，转化其实际摄入量。

表2-3 咨询者1日主食食谱

餐次	食物名称	市品用量/g	可食用部分用量/g	折合面粉用量/g	合计/g
早餐	小米粥	小米25	小米25	25	225
	花卷	特一粉50	特一粉50	50	
午餐	米饭	粳米100	粳米100	100	
晚餐	馒头	特一粉50	特一粉50	50	

（4）对比咨询者"五谷类食物"的推荐摄入量和实际摄入量，确定量的问题，并结合"谷物为主，粗细搭配，粗粮约占主食的1/3"的标准，评估咨询者五谷类食物摄入情况。

【任务拓展】

知识夯实

一、判断题

1. 全谷物是指未经精细化加工或虽经碾磨、粉碎、压片等处理仍保留了完整谷粒所具备的胚乳、胚芽、麸皮及其天然营养成分的谷物。（　）

2. 谷物为主，粗细搭配，其中粗粮越多越好。（　）

3. "五谷益为养，失豆则不良"，谷类食物中缺乏甘氨酸，豆类食物中缺乏蛋氨酸，米面类食物与豆类食物混合食用，可以发挥蛋白质的互补作用，提高蛋白质的生理价值。（　）

二、选择题

1. 红豆具有减肥的功效是因为其中含有（　）。

A. 皂角甙　　　　B. 叶酸　　　　C. 维生素E　　　　D. 氨基酸

2. 下列不属于燕麦养生功效的是（　）。

A. 降低血压　　　B. 降低胆固醇　　C. 防治心脏疾病　　D. 补血

3. 五谷种类繁多，被誉为"五谷之首"的是（　）。

A. 红豆　　　　　B. 绿豆　　　　　C. 小麦　　　　　　D. 小米

能力提升

1. 借助微信朋友圈或抖音、快手等自媒体平台，宣传五谷营养。

2. 走进社区，为老百姓提供五谷营养和五谷用量的营养咨询服务。

任务 9 探析五谷食法 指导五谷食用

【情景案例】

"都说吃燕麦片可以瘦身,有助于减肥,为什么我吃了1个月的燕麦片一点效果都没有呢?"消费者陈小姐很疑惑,是不是自己坚持食用燕麦片的时间还不够长,减肥效果短时间内无法显现。其实,陈小姐进入了一个燕麦片产品的消费误区,认为只要是燕麦片,都是低热高能,有减肥功效,殊不知,有些燕麦片产品不仅不利于减肥,还会对健康造成伤害。

(案例来源:百度文库)

食品工业的快速发展使食品种类花样繁多,如何在形形色色的食品中选择健康的、适合自己的,是很多人面临的困惑。那么,应该如何正确引导公众呢?

【工作任务】

探析五谷食法,指导五谷食用,解决公众关注的"怎么吃更健康"的问题。

【知识要点】

一、五谷类食物的食用原则

(一)看配料表,优选天然谷物食品

以燕麦为例,天然燕麦如图2-7所示,是一种高纤维、高饱腹感,食用后血糖升高慢,适合于高血糖、高血脂和减肥人群的健康食物。但市面上燕麦产品很多,有快熟燕麦、免煮燕麦、速溶燕麦以及复合型燕麦等,其中快熟燕麦和免煮燕麦是燕麦经过烘烤等工序后再切片或打碎制成的,加工过程中会造成营养素尤其是可溶性膳食纤维的损失。通过观察市面上燕麦产品的配料表可以发现,速溶燕麦中燕麦成分极少,添加了糖分、奶精(植脂末)等添加剂;果味营养燕麦片中燕麦成分约占30%,水果的味道大部分来自香精;无糖燕麦片中经常会出现甜蜜素、阿斯巴甜等甜味剂以及麦芽糊精等淀粉水解物,不仅没有营养,而且容易引发肥胖。

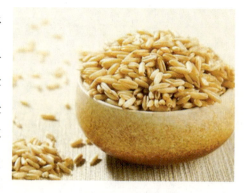

图 2-7 天然燕麦

> **知识拓展**
>
> **巧用配料表**
>
> 　　看配料表的小技巧：一看顺序。《预包装食品标签通用法则》规定，食品配料一般以加入量比例的多少，由大到小依次递减的顺序排列，越是排在前面的配料，在产品中所占的比例越高。二看特殊成分。避免摄入氢化植物油、起酥油、代可可脂等对身体有害的反式脂肪酸。三看防腐剂。苯甲酸钠、山梨酸钠、丙酸钙等防腐剂含量较少的食品更为新鲜、营养，重度加工食品不宜过量食用。

（二）五色搭配，多种颜色谷物混合食用

《黄帝内经·素问·五藏生成》记载，色味当五藏：白当肺、辛，赤当心、苦，青当肝、酸，黄当脾、甘，黑当肾、咸。即白色养肺、红色养心、绿色养肝、黄色健脾、黑色补肾。常见的白色谷物有燕麦、薏米、大米、白豆等；红色谷物有红小豆、红米、红高粱、红玉米等；绿色谷物有绿豆、豌豆、蚕豆等；黄色谷物有小米、玉米、黄米等；黑色谷物有黑米、黑芝麻、黑豆、黑小米。有研究证明，深色谷类比浅色谷类所含的营养素高，因此建议谷类的选择顺序是黑色、黄色、白色。

（三）谷豆搭配，提升蛋白质的营养价值

我国传统饮食讲究"五谷宜为养，失豆则不良"，谷豆搭配可以提升蛋白质的营养价值。生活中谷豆搭配的方法很多，比如熬粥时可以多放一些红豆、绿豆，按照"八宝粥"的思路来丰富食材；蒸米饭时可以加入豆类，做成谷豆饭；煮好的豆浆喝不完时可以用来蒸米饭等。

（四）粗细搭配

粗粮中营养素全面，有利于人体健康，但丰富的膳食纤维使其具有较为粗糙的口感和不易消化的特性，对于肠胃较弱的儿童和老年人来说也不适合过多食用。粗粮中的纤维素和植酸较多，长期食用会影响蛋白质和脂肪的吸收效率，甚至会影响肠道内矿物质的代谢平衡，降低人体的免疫能力。《中国居民膳食指南（2016）》建议，每人每天摄入全谷物和杂豆类50~150 g，大约占整个主食的1/3。

二、常见五谷类食物在烹调中的营养保护

（一）大米在烹调中的营养保护

大米在烹调过程中，从淘洗到熬煮均会造成一定量的维生素、蛋白质以及矿物质的流失。

1. 大米淘洗

维生素 B_1 主要存在于大米的表面，恰当的淘洗方法可以避免营养流失。一般来讲，新鲜

大米可采取轻搓淘洗，除泥沙即可，不要用力多次搓洗，否则水溶性蛋白质、维生素损失严重；陈米可以多次搓洗，目的是清除表面污染的霉菌毒素和熏杀剂残留物。对有霉变迹象的大米更应多次反复搓洗，洗至水清为止，虽然会损失一定的蛋白质和维生素 B，但可清除大部分黄曲霉毒素，如再用高压锅蒸米饭，除毒率可提高到 90%。

2. 煮粥加碱

食用碱可以提高蛋白质与水的亲和力，所以加碱的粥会比较黏稠。但是大部分的维生素 B_1、维生素 B_2、维生素 C、叶酸等都"喜酸恶碱"，加碱熬粥不仅容易将维生素 B_1、维生素 B_2 彻底破坏，而且会破坏新鲜粮食原有的香味。

（二）面粉在烹调中的营养保护

以面粉为原料制作的食物种类繁多，如馒头、面条、油饼、油条等。这些食物在制作过程中因为高温及碱的加入，蛋白质、矿物质的损失较小，B 族维生素的损失较为明显。

1. 制作馒头

面粉在发酵的过程中，由于酵母菌的生长繁殖，产生大量有机酸，为了中和酸必须加入适量食用碱（碳酸钠），这样蒸熟的馒头才鲜软甜香。如果加碱量过多，不但对维生素破坏较大，而且色泽和口感均欠佳。

2. 煮面条

面条在煮制过程中由于高温和水的作用，可有 2%~5% 的蛋白质、29%~49% 的 B 族维生素损失。这些物质大都流失在汤内，因而吃汤面条营养素保存率较高。如果吃捞面条，可喝适量面汤，以补充丢失在面汤中的水溶性维生素和蛋白质。

制作面条时，用肉和蔬菜作为配菜加入面条中，可发挥蛋白质的互补作用，增加面粉蛋白质的生理价值。

三、特殊人群与五谷类食物的关系

（一）痛风患者

粗粮富含膳食纤维，而多数痛风患者伴有代谢综合征，常食用膳食纤维可改善代谢综合征，进而改善痛风患者的整体代谢情况。但是，谷物糙皮中嘌呤含量相对较多，过多食入会引起血尿酸升高。建议：主食以细粮为主，可选择性地摄入嘌呤含量低的粗粮，如小米和玉米等，小米和玉米的嘌呤含量低于大米。

痛风患者应适当食用薯类。土豆、地瓜、山药、芋头等薯类富含淀粉，也是主食，且嘌呤含量很低。同时薯类还富含钾元素，对促进尿酸排出有一定的好处。

痛风发作期避免吃红豆、绿豆、扁豆等杂豆类。多数杂豆类的嘌呤含量较高，比如每 100 g 绿豆和红豆分别含嘌呤 75.1 mg 和 53.2 mg，豌豆、芸豆等嘌呤含量也都比较高，不建议痛风发作期食用。

痛风患者要少选馒头、面包等发酵面食。馒头或面包的嘌呤含量高于面条或米饭，主要是由发酵菌活动所致。酵母菌为单细胞生物，其结构简单，主要含蛋白质和核酸（含嘌呤），几乎不含脂肪和糖类，发酵过程中酵母菌大量繁殖，使食品中嘌呤含量增加。

（二）贫血患者

粗粮中草酸和纤维含量普遍较高，会阻碍机体对钙、铁等矿物质的吸收，还会降低蛋白质、脂肪的利用率，让贫血状况一直无法改善。有贫血问题的人要尽量少吃粗粮，若是喜欢吃杂粮，那就记得每日补充足量的红肉，因为红肉所含的血基质铁不受草酸、植酸的影响。贫血患者可以选择食用含铁量较高的粗粮，如黄豆、小米等。

（三）肠胃功能弱的人

粗粮所含的膳食纤维会对肠胃产生一定的刺激，对于老年人、儿童或有胃病、消化性溃疡的人群而言，粗粮会加重肠胃负担，并不适合。肠胃弱的人可以将粗粮熬成粥适量食用；或者根据自身情况，间断、规律地食用，以减小肠胃的负担。

（四）肾病患者

粗粮中的钾、磷含量偏高，如果把粗粮当成主食大量食用，容易引起高血钾症和高血磷症。另外，粗粮中所含的蛋白质大都属于非优质蛋白质，人体的吸收利用率较低，食用过多会加重肾脏负担，损害肾脏功能。肾病患者以每天限量吃 50 g 左右的粗粮为宜，而且各种粗粮最好经常换着吃，把粗粮融入三餐中，合理搭配食用。

【任务实践】

制作五谷营养健康教育宣传材料。

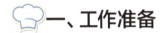

一、工作准备

了解目标人群的背景资料。

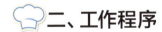

二、工作程序

程序 1 制定教育目标

让咨询者意识到正确的饮食观念是"谷物为主，粗细搭配，其中粗粮约占整个主食的 1/3"。

程序 2 明确目标人群

幼儿家长、学生家长、减肥女性、中老年人群，等等。

程序 3 分析需求

了解目标人群的饮食特点、文化背景、工作性质、生活习惯等，从而准确选择内容，确保宣传内容通俗易懂，具有针对性和可行性。

例如，重点收集以下信息：

（1）咨询者对于合理摄入主食最大的困惑是什么？

（2）咨询者每天摄入五谷类食物的量是多少？

（3）咨询者每天摄入五谷类食物的种类是哪些？

（4）促使咨询者合理摄入五谷类食物的原因有哪些？

（5）咨询者想改变行为的动机是什么？

程序 4 选定传播的形式和信息

结合专业背景，可以选择 PPT 展示，或运用自媒体，如微信朋友圈、快手、抖音等进行宣传。

程序 5 制订营养健康教育的传播工作计划

计划应该包括人员组成及其分工、时间安排、发放渠道、评价方法等。

程序 6 设计制作，形成初稿

设计初稿时应符合以下基本要求：

（1）语言生动有趣，通俗易懂，适合咨询者的年龄层次和文化水平，切忌面面俱到。

（2）文字排版要简练清晰，重点突出。

（3）中间如果引入图像或者视频，要符合咨询者的生活环境，能引起共鸣。

程序 7 编辑和修改稿件

通过自评、互评、师评对初稿内容的准确性和可行性进行讨论，整理修改意见并进一步完善。

三、注意事项

（1）注重科学性，科普首先应该把科学准确放到第一位。

（2）落实普适性，能直观明白地为广大人民群众解惑。

【任务拓展】

知识夯实

一、判断题

1. 食品的配料表中，食品配料是按照加入比例从前向后排的。（　　）

2. 白色养肺、红色养心、绿色养肝、黄色健脾、黑色补肾。（　　）

3. 老年人和儿童的肠胃弱要多吃富含膳食纤维的粗粮，这样有利于身体健康。（　　）

二、选择题

1. 食用五谷类食物时要注意（　　）。

A. 谷豆搭配　　　　B. 粗细搭配　　　　C. 五色搭配　　　　D. 红黄搭配

2. 下列关于维生素B性质的说法正确的是（　　）。

A. 怕冷　　　　　　B. 怕热　　　　　　C. 怕酸　　　　　　D. 怕碱

3. 痛风患者可以选择的谷类食物有（　　）。

A. 大米　　　　　　B. 小米　　　　　　C. 玉米　　　　　　D. 薏米

能力提升

现在，琳琅满目的婴幼儿食品冲击着人们的眼球，商家的宣传也铺天盖地，但是从营养学的角度来说，婴幼儿还是应该定时、定量地吃一些粗粮。请运用所学知识，搜集资料并思考婴幼儿吃粗粮都有哪些好处。

任务10 辨识五畜营养 把握五畜用量

【情景案例】

某公司业务员张某，36岁，因为工作原因经常参加各种应酬，到医院体检时查出了重度脂肪肝，医生叮嘱他一定要注意饮食，不要总是吃大鱼大肉。张某为了配合治疗，在周围朋友的提议下，开始拒绝所有肉类和油脂，只吃水煮菜和蒸菜，偶尔吃鸡蛋，也只是吃蛋白，不吃蛋黄。3个月以后，张某去复查，脂肪肝情况明显好转，但他本人就像一下子衰老了10岁，而且出现了头晕、脱发、乏力等不良状况。这是什么原因呢？

【工作任务】

辨识五畜营养，把握五畜用量，解决公众关注的"为什么一定要吃五畜类食物，吃多少更适合自己"的问题。

【知识要点】

五畜是中华民族对动物性食材"禽畜鸟兽、鱼鳖虾蟹"的统称。《黄帝内经》中所论的五畜是指：牛、犬、羊、猪、鸡。古人还常加上马，成为六畜。从"畜"字的大篆写法上可以看出"畜"字的意思就是家养的动物。在现代营养学中，五畜是指畜、禽、鱼、蛋、奶之类的动物性食物。《黄帝内经·素问·藏气法时论》中提到"五畜为益"，主要是指食用五畜的肉可以补益精血，增补五谷主食营养的不足。

一、五畜类食物的主要营养成分

（一）蛋白质

动物性食物中的蛋白质大多数是完全蛋白质，特别是肉类，氨基酸组成与人体相似，所以动物性食物蛋白质的营养价值相比植物性食物的营养价值要高。两者混合食用，可以提高蛋白质的营养价值，充分发挥蛋白质的互补作用。

蛋类中蛋白质含量约为12%，以卵白蛋白和卵黄磷蛋白为主，每天吃1~2个鸡蛋，就可以满足人体对必需氨基酸的需要；牛奶中蛋白质含量约为3%，酪蛋白占了86%，酪蛋白含有人体必需却无法自身产生的氨基酸，加上吸收速度较慢，如果在睡前或两餐之间食用，可以向血液持续释放氨基酸，加快肌肉生长。但长期过量食用高蛋白食物，会引发胆结石，加重肝脏负担。

（二）脂类

动物性脂肪和植物油是饮食中脂肪的主要来源，动物性脂肪主要有禽肉类、水产类、猪油、牛油、奶油、蛋黄油等。

畜肉类中的猪肉，脂肪含量最高，食用过多容易引发心脑血管疾病；禽肉类中的鸭肉、鹅肉脂肪含量较低，大多为不饱和脂肪酸，可以保护心脏；鱼类中多为不饱和脂肪酸，容易被人体吸收，并且具有软化血管、健脑益智、改善视力的功效，又称"脑黄金"。鱼肝油、蛋黄油含有维生素A、维生素D，且容易被人体消化吸收，脂肪的营养价值较高；蛋类中的脂肪主要集中在蛋黄内，常温下成液态，容易被消化吸收；牛奶、羊奶中的脂肪颗粒极小，成乳糜化，且含有人体必需氨基酸、卵磷脂、脂溶性维生素，有益于人体健康。

（三）矿物质

1. 铁

动物性食物含有丰富的铁元素，是最好的补铁食物。特别是牛、羊等红肉，铁含量均在10%以上。贝类、内脏、血液中的铁含量也很高，在动物肝脏中补铁效果最好的是鸭肝和猪肝；蛋类中蛋黄的铁含量比较丰富。牛奶中的铁含量比较低，长期以牛奶喂养婴儿，容易引发缺铁性贫血，而羊奶中铁含量为牛奶的25倍。

2. 锌

锌的主要来源是动物性食物。水产类中的牡蛎锌含量最高，且吸收率较高，其次是红肉、动物肝脏、鱼虾类。

3. 钙

奶制品是最好的补钙来源，不仅含量丰富，而且容易被人体吸收，特别是牛奶。水产类中的鱼肉、虾皮钙含量也较多，其中海水鱼中的钙含量高于淡水鱼。

（四）维生素

肉类食物是B族维生素的最佳来源，瘦肉中富含维生素B_1；动物肝脏是各种维生素含量最丰富的器官，可提供多种维生素；蛋黄中含有丰富的维生素A、维生素D、维生素B_2、维生素E，其中维生素B_2还有预防肝癌和解毒的功效；牛奶中也含有多种维生素，富含的维生素D也能起到预防儿童佝偻病、成人骨质软化病的作用。

知识拓展

肉蛋奶中营养成分含量

肉类营养成分因动物种类、年龄、部位以及肥瘦程度有很大差异。蛋白质含量一般为10%~20%；碳水化合物在肉类中含量很低，平均为1%~5%；维生素的含量以动物的内脏，尤其是肝脏为最多，其中不仅含有丰富的B族维生素，还含有大量的维生素A；无机盐总量为0.6%～1.1%，一般瘦肉中的含量较肥肉多，而内脏器官又较瘦肉中的多。

蛋类含蛋白质12%左右，以卵白蛋白和卵黄磷蛋白为主，脂肪含量为9%～15%，大多存在于蛋黄内，蛋黄中30%为脂肪。蛋类含有较多的钙、磷、铁，蛋白中含钠、钾较多，蛋黄中含有较多的维生素A、维生素D、维生素E、维生素B_2等。

牛奶中蛋白质含量平均为3%，脂肪含量约为3%，碳水化合物含量约为5%，矿物质含量为0.7%～0.75%，还含有维生素A、维生素D、维生素B_1、维生素B_2。

二、常见五畜类食物及其养生价值

（一）畜禽类

1. 猪肉

猪肉饲养简易，而且它所含的蛋白质是比较稳定的可溶性高价蛋白质，容易被人体消化和吸收，具有较高的营养成分和食用价值。所以，猪肉成为比较受人们欢迎的动物性食品之一。

猪肉的性质平和，具有润肠胃、生津液、补肾气、解热毒的功效，从而起到了补肾滋阴的作用。猪肉含有丰富的蛋白质和脂肪酸，并且可以提供血红素和促进铁吸收的半胱氨酸，能有效改善缺铁性贫血。但猪肉中含有较高的胆固醇，猪脑中含量最高，其次是内脏、肥肉、瘦肉，摄入过多会引发动脉硬化、冠心病，增加高血压的发生概率。

2. 牛肉

牛肉含有丰富的蛋白质、氨基酸，而且脂肪含量较低，吃起来味道鲜美，同样受到人们喜爱。中医认为，牛肉具有补中益气、滋养脾胃、强健筋骨、消肿排湿的功效，适宜于中气下陷、气短体虚、筋骨酸软和贫血久病及面黄目眩的人群食用。

牛肉中含有较高的肌氨酸，对增长肌肉、增强力量特别有效；牛筋有补肝强肾、益气力、续绝伤的作用；牛肝可以补血、养肝、明目；牛血可以养血理血，滋阴润肤。内热盛者以及患有皮肤病、肝病、肾病的人最好不要吃牛肉。

3. 羊肉

羊肉中脂肪、胆固醇的含量比猪肉和牛肉都少。肉质细嫩，味道鲜美，含有丰富的蛋白质、脂肪，还含有维生素B_1、维生素B_2及矿物质钙、磷、铁、钾、碘，营养全面而且丰富。

羊肉具有补体虚、祛寒冷、温补气血的功效，能有效缓解营养缺乏、体质虚弱、肾阳不足、贫血、手脚冰冷、产后气血两虚、缺乳等症状。冬季食用羊肉，可以起到滋补和御寒的双重效果。患有高血压等慢性疾病的人，尤其是患肝病者，均不宜食羊肉。

4. 鸡肉

鸡肉中蛋白质含量高，消化率也较高，容易被人体吸收，具有增强体力、强健身体的作用。其中丰富的优质蛋白质，对于提高机体免疫力、纠正肌肉衰减症的作用明显。鸡肉能够温补阳气，补虚填精，营养不良、贫血、畏寒怕冷者可以经常食用。但多吃容易生热、助痰，引发风湿疼痛。因肝火旺盛引发的头痛、头晕、便秘等患者应谨慎食用。

5. 鸭肉

鸭肉中的蛋白质含量比畜肉高许多，而且脂肪含量适中，分布均匀，是各种名菜的主要原材料。鸭肉中含有较多的维生素 B 和维生素 E，能有效抵抗脚气病、神经炎，还能抗衰老。其中较为丰富的烟酸，对心肌梗死等心脏疾病患者具有保护作用。

从中医角度看，鸭子大多以水生物为食，所以鸭肉味甘、寒，具有滋补、养胃、补肾、止热痢等作用，体内有热的人适合食用；体质虚弱、食欲不振、发热、大便干燥和水肿的人经常食用效果更佳。

（二）水产类

1. 鱼肉

鱼肉是人们日常饮食中比较喜爱的食物。鱼的种类很多，鲤鱼、草鱼、鲫鱼等属于淡水鱼，黄鱼、带鱼、平鱼属于海水鱼。鱼肉的肌肉纤维较短，蛋白质组织结构较松散，因此肉质细嫩鲜美。大部分鱼肉中含有丰富的蛋白质和维生素，脂肪多为不饱和脂肪酸，能健脑益智，防治动脉硬化、冠心病。但鱼类含有嘌呤类物质，痛风患者吃鱼，会加重病情。

2. 虾

虾也叫海米，主要分为淡水虾和海水虾。虾的脂肪含量少，热量低，蛋白质含量却很高，同时富含锌、碘和硒，营养价值极高，具有补气壮阳、养血固精、抗早衰等功效。

虾中含有的牛磺酸能够降低血压和胆固醇，有益心血管健康；镁能降低血清胆固醇值，防止动脉硬化；硒对致癌的铅、铊有抗拒作用，可以提高人体免疫力，抑制癌细胞的形成。

（三）蛋奶类

1. 鸡蛋

鸡蛋是人们经常食用的食物，蛋白质含量非常高，但脂肪和碳水化合物的含量都比较低，其丰富的固醇、微量元素、维生素，可以增进神经系统功能，起到健脑益智的功效。

科学研究发现，蛋黄中虽然含有较多的胆固醇，但同时也含有丰富的卵磷脂。卵磷脂会使血液中的胆固醇和脂肪颗粒变小，保持悬浮状态，从而阻止它们在血管壁沉积。因此，对胆固醇正常的老年人，每天吃 2 个鸡蛋，并不会造成血管硬化。

2. 鸭蛋

鸭蛋性寒，可以清肺热、降阴火，在中医上多用于治疗肺热、咳嗽等疾病。鸭蛋营养丰富，虽然与鸡蛋的蛋白质含量相当，但所含的微量元素却更加丰富，特别是铁和钙，经常食用鸭蛋能够预防贫血,生长发育期的儿童多食用,也有助于骨骼健康发育。

3. 牛奶

牛奶是最古老的天然乳制品之一,被称为"白色血液""液体黄金",可见其营养价值极高。这是因为牛奶中含有丰富的完全蛋白质、钙、磷、维生素 D 等,包括了人体生长发育所需要的全部氨基酸,而且脂肪熔点低、颗粒小,消化率高达 98%,是其他食物无法比拟的。

牛奶中的维生素 A、维生素 B_2、维生素 D 等物质相互作用,可以促进致癌物质尽快分解,及时排出体外。另外,牛奶具有镇静安神作用,睡前喝牛奶可以促进睡眠。

4. 羊奶

羊奶中的蛋白质、脂肪、矿物质含量均高于人奶和牛奶,乳糖低于人奶和牛奶,营养价值要高于牛奶。而且羊奶的脂肪含量为 3.6%~4.5%,脂肪球直径小,比牛奶更容易被人体吸收。

对于女性来说,羊奶中的维生素 E 含量较高,可以延缓皮肤衰老,增加皮肤弹性和光泽;对于老年人来说,羊奶性温,具有较好的滋补作用。现代研究还发现,羊奶对患有肠胃炎、肾病、肝病的人群具有治疗和促进康复作用。羊奶含有的"环磷腺苷"是科学界公认的防癌抗癌因子,对改善、防治动脉硬化,高血压具有非常重要的功效。

知识拓展

吃肉也是有讲究的

中国有句谚语,"宁尝飞禽四两,不吃走兽半斤"。这里的走兽主要指猪、牛、羊等家畜,因为血红蛋白较高,也被称作红肉。虽然蛋白质较高,但脂肪中的饱和脂肪酸、胆固醇的含量较高,过多食用会增加患高血脂、高血压等疾病的风险。而飞禽主要指鸡、鸭、鹅等禽类,因为肉色较浅,也被称作白肉,脂肪中的不饱和脂肪酸含量较大,又容易被人体消化吸收,是良好的肉类食物。

医学研究发现,爱斯基摩人患心血管疾病的比例很低,原来是因为他们的饮食中有大量富含 EPA 及 DHA 的海鱼类;日本的沿海渔村居民患心血管疾病的比例相对内地农民也较低。另外,每两天吃 80 g 鱼的人比一星期吃鱼不超过一次的人患病概率减少 30%。可见,经常吃鱼对人体的健康保护作用,世界卫生组织(WHO)下属的国际癌症研究机构(IARC)呼吁人们:多吃鱼肉,少吃红肉。

【任务实践】

评估咨询者的五畜类食物摄入情况。

一、工作准备

（1）营养计算器（教学软件）。
（2）BMI 计算器（App）。
（3）BMI 标准对照表。
（4）体力劳动对照表。
（5）不同人群每日每千克体重所需热量表。
（6）《中国居民膳食指南（家庭实用版）》。

二、工作程序

程序1 评估咨询者身体需求

（1）评价体型。

$$体重指数（BMI）= 体重（kg）/身高（m）^2$$

（2）计算理想体重。

$$理想体重（kg）= 实际身高（cm）-105$$

（3）确定体力劳动类型。
（4）确定每日所需热量。

$$总热量 = 理想体重 \times 每日每千克体重所需热量$$

程序2 核算五畜类食物的推荐摄入量和实际摄入量

对照《中国居民膳食指南（家庭实用版）》，确定固定能量下的五畜食物推荐。例如，咨询者能量摄入量为 2 000~2 200 kcal，推荐摄入的三大营养素比例如图 2-8 所示。

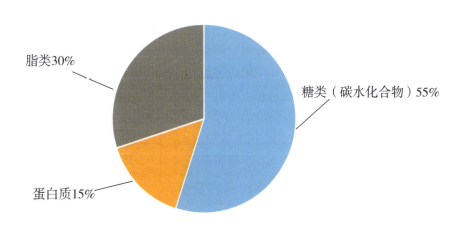

图 2-8　三大营养素比例（2 000~2 200 kcal）

《中国居民膳食指南（家庭实用版）》推荐的五畜类食物种类及用量如图 2-9 所示。

五畜类 400~500 g（2 000~2 200 kcal 热量下平衡膳食推荐）
畜肉类 75 g　　　水产品 50 g　　　蛋类 50 g　　　奶及奶制品 300 g

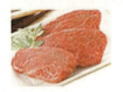　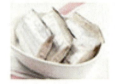　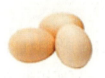　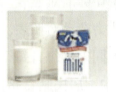

牛肉 75 g　　　带鱼 50 g　　　鸡蛋 50 g　　　牛奶 300 g

图 2-9　五畜类食物推荐种类及用量

程序 3 运用营养计算器汇总咨询者一周五畜类食物实际摄入量

程序 4 对比五畜类食物推荐用量及实际摄入量，评估咨询者五畜类食物摄入情况

知识拓展

等值肉蛋、乳类交换表如表 2-4 所示。

表 2-4　等值肉蛋、乳类交换表

食物名称	重量/g	食物名称	重量/g	食物名称	重量/g
熟火腿、香肠	20	带鱼、草鱼、鲤鱼	80	奶粉	20
鸡蛋（1个带壳）	60	带骨排骨	50	牛奶	250
肥瘦猪肉	25	甲鱼、比目鱼	80	脱脂牛奶	25
鹌鹑蛋（6个带壳）	60	鸡肉、鸭肉、鹅肉	50	奶酪	25
叉烧肉（无糖）、午餐肉	35	大青鱼、鳝鱼、黑鲢、鲫鱼	80	无糖酸奶	150
鸭蛋、松花蛋（1个带壳）	60	对虾、青虾、鲜贝	80		
熟酱牛肉、酱熟鸭、大肉肠	35	兔肉	100		
鸡蛋清	150	水浸海参	350		
瘦猪肉、牛肉、羊肉	50	蟹肉、水浸鱿鱼	100		

【任务拓展】

知识夯实

一、判断题

1. 猪肉的脂肪含量比牛肉低,所以热量也较低。（ ）

2. 肥肉是引发高血压、冠心病、肥胖症的罪魁祸首。（ ）

3. 五畜类食物中,应该以鱼类为主,其他为辅。因为"吃四条腿的不如吃两条腿的,吃两条腿的不如吃没有腿的"。（ ）

二、选择题

1. 人体缺铁容易导致贫血,以下食物中铁含量较高的是（ ）。

   A. 牛奶　　　　　　B. 动物内脏　　　　　C. 蛋黄

2. 肉类食物中含胆固醇最高的部分是（ ）。

   A. 内脏　　　　　　B. 肉皮　　　　　　　C. 肥肉

3. 钙含量较高,且易被人体吸收的食物是（ ）。

   A. 猪骨　　　　　　B. 蛋黄　　　　　　　C. 牛奶

能力提升

调研学校餐厅一周食谱中五畜类食物的摄入量,并尝试参与制定学校餐厅一周食谱。

任务11 探析五畜食法 指导五畜食用

【情景案例】

楚阿姨退休后,每天都专注于研究各种养生和食疗知识,她经常看各种养生节目,参加健康讲座,一日三餐的食谱也是严格参照自己学到的养生知识安排。最近,楚阿姨在节目中看到一个千古名方"当归生姜羊肉汤",是治疗气血两虚的食疗佳品,她每天都坚持喝一碗。可过了不久,她又在另一个讲座中听到阴虚火旺的人不适合食用这个汤。自己究竟是否可以食用呢?楚阿姨不知如何是好了。

随着生活水平的提高,人们的饮食观已经逐渐转变为以"健康"为主。怎样选择适合自己的食物?怎样才能吃出健康,提高免疫力?这些是公众比较关心的问题。

【工作任务】

探析五畜类食物的食用原则,指导特殊人群正确食用五畜类食物。

【知识要点】

一、五畜类食物的食用原则

中医认为食物有"四气""五味",即寒、热、温、凉和辛、甘、酸、苦、咸。四气主要是依据食物被食用后引起的反应而定;五味主要是依据食物本来的滋味而划分的。掌握正确的食疗方法,因时、因地、因人制宜地进食食物,方能起到祛病、健身、长寿的效果。

(一)多吃禽肉少吃畜肉

对于肉食,很多人是又爱又怕。它营养丰富,口感良好,但脂肪含量高,容易引发高血脂、冠心病、中风、糖尿病等疾病。多吃禽肉少吃畜肉,就可以避免这个问题,与畜肉相比,禽肉虽然也属于动物性脂肪,但所含脂肪的结构却不相同。畜肉脂肪中的饱和脂肪酸多,而禽肉中的脂肪含量较少,且以不饱和脂肪酸为主,具有保护心脏的作用。

(二)多吃鱼肉少吃畜肉

畜肉中的饱和脂肪酸的含量较高,摄入过多会导致高血脂等。而水产类中的脂肪含量低,蛋白质含量高,对人体有益的亚油酸含量也高于畜肉。鱼类含有一种只有水生动物才具有的不饱和脂肪酸,它能降低胆固醇和甘油三酯,防止血液凝固,能够很好地预防冠心病和脑出血。

(三) 多吃生食少吃熟食

这里的生食是指新鲜食材,通过蒸、煮、煎、炸等常见烹饪方式进行加工后的食品;熟食是指运用工业制造的流程和化学配方来制造的食品,如火腿、卤蛋等。这种熟食便于携带,味道鲜美,但在制作过程中会产生大量的亚硝酸盐,亚硝酸盐一旦进入人体,会分解成具有强烈致癌作用的物质——亚硝胺,严重威胁人的健康。而且加工食品中还会添加防腐剂,人体摄入后有可能产生溶血现象。因此,不可过多食用。另外,腌制食品中也含有大量的亚硝酸盐,如腊肉。

(四) 多蒸煮少炒制

以猪肉为例,在多种烹饪方式中,蒸、煮是最有易于身体健康的。首先,蒸煮的肉质鲜嫩柔软,容易咀嚼,便于消化吸收。其次,煮的过程中汤汁可以溶解掉部分蛋白质、脂肪,减少油脂和胆固醇,有利于身体健康。

(五) 注意荤素搭配

将肉蛋奶与豆制品或蔬菜搭配食用,可以弥补豆类中蛋氨酸含量少,蔬菜中赖氨酸、色氨酸和蛋氨酸含量较少的不足,发挥蛋白质的互补作用,如黄豆炖猪蹄(图2-10)、羊肉奶羹、番茄炒蛋等。而且蔬菜中富含的维生素和矿物质,既可以促进蛋白质的代谢,又能中和肉类在代谢过程中产生的酸性产物,维持人体正常酸碱平衡。

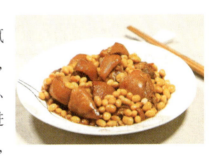

图 2-10 黄豆炖猪蹄

二、常见五畜类食物在烹调中的营养保护

(一) 肉类

肉类食品在烹饪过程中高温会改变蛋白质的结构,但它的营养价值是基本不变的。根据蛋白质的互补作用,肉类食品与谷类食物搭配食用效果最佳,因为五谷中所缺少的赖氨酸、蛋氨酸、苏氨酸和组氨酸等在肉类食品中含量却特别丰富。

在烹饪中,肉类的蛋白质、脂肪、矿物质的损失一般比较小,损失较大的是维生素。因烹调方法不同,损失程度也不同,单纯从维生素损失量来看,肉类食品最适宜炒制,因温度高,烹制时间短,既能保持肉质的鲜嫩和好的口感,又能减少营养流失。清蒸是保留肉类中营养成分的最佳方式,因为这种方式不接触水,能把营养物质保留在肉中,减少营养流失。

(二) 蛋类

蛋类食品最佳的烹制方式是蒸煮,除了会损失少量维生素之外,其他的营养素基本没有损失。这是因为蒸煮的温度低,时间短。煎炸则会使鸡蛋中的蛋白质产生焦煳,影响人体的消化吸收，水溶性维生素也基本被破坏。

生鸡蛋中可能含有大量的致病菌，如沙门氏菌、金黄色葡萄球菌等，容易引发食物中毒。另外，生蛋清中含有的抗生物素蛋白和抗胰蛋白酶，会妨碍维生素 H 的吸收，并抑制人体消化液中的蛋白酶。所以，鸡蛋不宜生食。

（三）奶类

牛奶加热到 60 ℃时，蛋白微粒会出现脱水现象，从原来的溶胶状态变为凝胶状态，并出现沉淀；乳糖还会逐渐分解形成乳酸，同时产生少量甲酸；少量维生素 C 也会被破坏掉。所以，食用牛奶时不宜加热太久。

酸奶经加热后，大量的活性乳酸菌就会被杀死，失去了最重要的营养价值。而且加热后酸奶的物理性状发生改变，形成沉淀，口感不佳。因此，酸奶适合现买现喝，或在室温下放置一段时间后直接饮用。

三、特殊人群与五畜类食物的关系

"四高人群"是指高血脂、高血压、高血糖、高尿酸患者，这四种疾病之间相互影响，危害着身体健康。

（一）高血脂

动物内脏及脑部中的胆固醇含量较高，首先是猪脑，每 100 g 猪脑的胆固醇含量约为 3 100 mg，其次为牛脑和羊脑，高血脂患者应该杜绝吃该类食品。另外，不同类型的高血脂人群，饮食中有不同的禁忌。仅是胆固醇高，但甘油三酯正常的患者，要忌吃或少吃含胆固醇的食物，如动物内脏、蛋黄、白肉、鲍鱼、墨鱼等，可以适量吃胆固醇含量较低的食物，如瘦猪肉、牛肉、鸡肉、鱼等。仅是甘油三酯高，但胆固醇不高的患者偶尔可以吃蛋黄、蟹黄等含胆固醇较多的食物。而胆固醇和甘油三酯都高的患者，要严格控制高胆固醇、高油脂食物，多用蒸、煮、炖等少油的烹调方法。常见五畜类食物胆固醇含量如表 2-5 所示。

表 2-5　常见五畜类食物胆固醇含量

类别	种类	含量/mg	种类	含量/mg
畜肉类	猪肉（肥）	109	羊肉	92
	猪大肠	137	猪胆肝	1 017
	猪脑	2 571	牛肉	84
	驴肉	74	兔肉	59

续表

类别	种类	含量/mg	种类	含量/mg
禽肉类	鸡肉	106	鸡肝	356
	鸭肉	94	鸭舌	118
	鹅肉	74	鸽肉	99
乳类	牛奶	15	全脂牛奶粉	110
	酸奶	15	契达干酪	100
	奶油	209	黄油	296
蛋类	鸡蛋	585	鸡蛋黄	1 510
	鸭蛋	565	鹌鹑蛋	515
鱼虾蟹贝类	草鱼	86	罗非鱼	78
	银鱼	361	鲫鱼	130
	大黄花鱼	86	沙丁鱼	158
	鲈鱼	86	平鱼	77
	对虾	183	梭子蟹	142
	鲜虾贝	140	鲍鱼	242
	海参	51	章鱼	114

（二）高血压

高血压人群建议的膳食原则是低脂肪和低胆固醇，脂肪的获取以植物性油脂为主，多食用优质的鱼肉、瘦肉、蛋白等。尽量不要食用动物内脏、蛋黄等胆固醇较高的食物，以及含盐较多的加工肉食，如咸肉、香肠、肉酱等，最好选择低盐或无盐肉食类。某些高血压患者的饮食中呈现出"高钠低钙"的特点，这些患者，要注意补钙，每天喝一杯 250 mL 的鲜牛奶即可。

（三）高血糖

高血糖人群由于体内胰岛素代谢紊乱，导致脂肪代谢紊乱，氧化分解不完全。如果过量食用高胆固醇食品，容易导致脂血症，严重的可能会引发酮中毒。但鱼肉和禽肉中富含不饱和脂肪酸和优质蛋白质，而且肉质嫩软，适合老年糖尿病患者食用。糖尿病患者在饮食中可以增加蛋白质（优质蛋白）和脂肪（植物油）的摄入，帮助减轻胰脏负担，降低血糖。

（四）高尿酸

尿酸过高会引发痛风等并发症，应该坚持低嘌呤饮食。动物内脏是"嘌呤大王"，含量极高，尤其是猪肝，每 1 000 g 中含量高达 2 752 mg，高尿酸和痛风患者不可以食用。各种海鲜的嘌呤含量也很高，虾类嘌呤含量最高，所以高尿酸及痛风患者，尽量不要吃海鲜，鱼肉可以少量食用。

痛风患者不建议喝肉汤，因为炖煮时间过长，汤中的嘌呤含量非常高，会加重高尿酸症状。多食用含嘌呤少的牛奶、奶酪、脱脂奶粉和鸡蛋白；但不要喝酸奶，因为酸奶含乳酸较多，对痛风患者不利。

知识拓展

四季膳食多讲究

1. 春季膳食宜养肝

春季阳气升发，万物萌生，人体新陈代谢开始旺盛，正是调养身体五脏的好时机，尤其肝脏需调养生息。饮食宜选甘甜及温性的物质，以清淡可口为佳。忌酸涩，忌油腻、生冷。春季里尤提倡多食新鲜蔬菜，如花菜、青椒等。

2. 夏季膳食勿杂乱

夏季阳光照射，气温偏高，人的消化功能较弱，食物的调养应着眼于清热消暑，健脾益气。因此，饮食宜选择清凉爽口、少油腻、易消化的食物，适当吃一些冷食可帮助体内散发热量，补充水分、盐类及维生素，起到清热解暑的作用，如西瓜、绿豆汤、杨梅汤等。

3. 秋季膳食增进补

秋燥易伤津液，故秋季饮食要注意保护津液，滋阴润肺，宜"少辛多酸"，宜多食芝麻、核桃、糯米、蜂蜜、乳品等，可以起到滋阴润肺、养血生津的作用。秋季各种动物性食物肉肥味美，蔬菜瓜果种类齐全，是最佳饮食和进补季节。

4. 冬季膳食加热原

冬季气候寒冷，饮食宜热，饭菜可适当浓厚一些，应有一定量肉类，同时注意多摄取蔬菜维生素，如多吃胡萝卜、菠菜、油菜、豆芽菜、大白菜等。冬季切忌硬、生冷食物，否则易伤脾胃，但也不可过食燥热之品。

（资料来源：百年养生网）

【任务实践】

制作五畜类食物健康饮食宣传材料。

一、工作准备

设计情况调查表,全面了解宣传对象的基本信息、饮食习惯、健康情况等。

二、工作程序

程序1 确定宣传目标

(1)引导宣传对象意识到:科学食用五畜类食物,是保证膳食营养的关键因素之一。

(2)帮助宣传对象了解合理食用五畜类食物的基本方法。

程序2 确定宣传对象

确定最容易产生困惑的宣传对象,如患病人群、老年群体、肥胖人群等。

程序3 确定宣传内容

通过填写营养健康调查表(表2-6),详细了解宣传对象的生活习惯、饮食习惯、工作性质、健康情况等基本信息,进行科学分析,作为确定宣传内容的重要依据。

表2-6 营养健康调查表

姓名		性别		年龄	
身高		体重		职业	
有无既往病史					
最爱吃的肉食	畜肉类		禽肉类		水产类
每日运动量	保持1小时以上		保持30分钟左右		没有刻意运动
外出就餐次数	每周4~5次		每周1~3次		从不外出就餐
食用奶及奶制品次数	每天都喝牛奶		想起来才食用		没有这个习惯
食用蛋类次数	每天能吃1~2个鸡蛋		每周吃3~4次鸡蛋		很少食用

具体要求和步骤如下:

(1)明确宣传对象的主要困惑,确定宣传方向。

(2)根据宣传对象的基本信息和共性特点,如老年人普遍患有高血压,分析存在问题和原因。

(3)结合主要原因给出合理饮食建议,准备宣传内容。

程序4 确定宣传形式

根据个人特长,选择文字撰写、小视频制作等多种宣传形式。

程序 5 制作宣传内容

基本要求如下：

（1）内容通俗易懂，语言简练，条理清晰，适合宣传对象的理解能力。

（2）形式生动有趣，时间不宜过长，要容易被宣传对象记忆。

（3）科学准确，重点突出，内容不宜过多，提出的建议应具有可行性。

程序 6 修改完善

及时了解宣传对象的受教情况，根据反馈意见进行修改和完善。

【任务拓展】

知识夯实

一、判断题

1. 从营养学角度看，鱼肉是最佳的肉食选择。（ ）

2. 生鸡蛋表皮含有大量的细菌，因此，最好不用食用生鸡蛋。（ ）

3. 高血压患者的膳食应以低脂肪、低胆固醇为主。（ ）

二、选择题

1. 高尿酸患者可以食用的食物有（ ）。

A. 动物内脏　　　　B. 鲜牛奶　　　　C. 酸奶

2. 肉类食物在烹制的过程中，营养保留的最佳方式是（ ）。

A. 急火快炒　　　　B. 高温烤制　　　　C. 慢火蒸煮

3. 以下食物胆固醇含量最高的是（ ）。

A. 猪脑　　　　　　B. 肉皮　　　　　　C. 肥肉

能力提升

运用所学知识，走进社区或走上街头开展志愿活动，向公众宣传五畜类食物的科学食用方法。

任务 12　辨识五菜营养 把握五菜用量

【情景案例】

午餐时间到了，中四班的小朋友们很自然地吃起来，一个个吃得津津有味。李老师走到小朋友壮壮的面前，发现他还是一如既往地不吃蔬菜，盯着荤菜吃个不停，米饭也吃了个精光。李老师在与家长交流中得知，壮壮的家庭饮食是爷爷奶奶负责的，爷爷奶奶认为，只要孩子喜欢吃某种食物，就说明身体缺这种营养，不喜欢吃的就是不缺，所以不吃蔬菜没什么大事。

现代饮食种类丰富，做法多样，很多家庭特别重视肉蛋奶类食物的摄入，但对蔬菜营养重视程度不够，就如案例中的壮壮家，这样的饮食结构合理吗？

【工作任务】

辨识五菜营养，把握五菜用量，解决公众关注的"为什么必须吃五菜类食物？吃多少五菜类食物的问题"。

【知识要点】

五菜指葵、韭、藿、薤、葱。《黄帝内经·素问·藏气法时论》："五菜为充。"《黄帝内经·灵枢·五味》："五菜：葵甘，韭酸，藿咸，薤苦，葱辛。"现代营养学中五菜泛指各种蔬菜类食物。蔬菜类食物含有钙、铁、锌、碘等多种微量元素以及维生素、膳食纤维等多种营养物质，有增进食欲、促进消化、防治便秘、降低血糖、补充营养等作用，对人体健康非常有益。

一、现代五菜的类型

按照植物食用部分的不同，蔬菜可以分为以下几种。

（一）根茎类蔬菜

以植物的根或者肉质茎为食用部分。如萝卜、马铃薯、藕、甘薯、山药、芋头、茭白、苤蓝、慈姑、洋葱、生姜、大蒜、蒜苔、韭菜花、大葱、韭黄等。

（二）瓜果类蔬菜

以嫩果实或成熟的果实为食用部分。如冬瓜、南瓜、西葫芦、丝瓜、黄瓜、茄子、番茄、苦瓜、辣椒、玉米、毛豆、豌豆、蚕豆、扁豆、豇豆、四季豆等。

（三）花叶类蔬菜

以普通叶片或叶球、叶丛、变态叶以及花为食用部分。如花菜、西兰花、白菜、菠菜、油菜、卷心菜、苋菜、韭菜、蒿菜、香菜、芥菜、芥兰、茴香、蒜苗、莴笋、空心菜、生菜、油麦菜、甘蓝、小葱等。

（四）菌藻类蔬菜

主要由特殊食用菌养殖而成或者海藻类植物。如香菇、平菇、木耳、银耳、杏鲍菇、口蘑、海带、紫菜、裙带菜等。

二、五菜类食物的主要营养成分

五菜类食物，包含丰富的维生素，营养价值很高，被人们称为"维生素仓库"。蔬菜根据其类型的不同，所含的主要营养成分也不同。

第一，根茎类蔬菜含有丰富的碳水化合物，如马铃薯、芋头、萝卜等，既能够提供人体所需的热量，还能增强人的饱腹感，是减肥人群的必备佳品。

第二，蔬菜含有丰富的纤维素、半纤维素、木质素和果胶，这些都是人体所需膳食纤维的主要来源，可以促进胃肠蠕动，预防便秘，减少或者阻止胆固醇等物质的吸收，维护人体健康。如韭菜、芹菜等。

第三，蔬菜含有人体所需的多种维生素，能够防治各种维生素缺乏症，具有防癌抗癌的作用。如白菜、萝卜、辣椒、番茄等维生素C含量特别丰富，能够提高身体抵抗力，增强血管壁的韧性和弹性，防止血管壁破裂；番茄、柿子椒、黄瓜、南瓜、茄子等瓜果类蔬菜中还含有丰富的B族维生素；胡萝卜中的胡萝卜素可以转化为维生素A，也是人体必需的营养成分。

第四，蔬菜中钙、铁、锌等微量元素的含量较高，如菠菜中的铁和钙，黄花菜中的磷，芹菜中的钙等。这些微量元素虽然人体所需量少，但是对维护人体健康起着至关重要的作用。

很多蔬菜可以生吃，也就避免了在烹饪过程中对营养素的破坏。总之，蔬菜是维持生命不可缺少的食物。

知识拓展

常吃有机蔬菜对人体有好处

有机蔬菜是不用化学农药、化肥及其他化工品及转基因技术生产出的蔬菜，且有机农场的土壤是取得国家有机食品标准认证的。有机蔬菜的安全性要高于常规方式生产的蔬菜。当然，有机蔬菜也并不是万无一失，各个进货渠道间、各种种植方式间也有差异。总体说来，有机蔬菜营养丰富，常吃有益身体健康。可以从以下几点概括食用有机蔬菜的好处：

(1) 有机蔬菜的营养成分高，矿物含量比一般蔬菜要高很多，常吃有机蔬菜能改善体质。

(2) 有机蔬菜不施有毒的化肥、农药和催熟添加剂等，可减少吃入污染物的机会，同时可减少病变的机会。

(3) 有机蔬菜中抗氧化剂的含量比常规产品高出200%，从而降低患癌症和心脏病的风险。

与普通蔬菜相比，有机蔬菜的价格相对较高，原因主要是有机蔬菜的种植、生产成本远高于普通蔬菜。

三、常见的五菜类食物及其养生价值

(一) 马铃薯

马铃薯是日常生活中的常见蔬菜，可作为蔬菜制作佳肴，亦可作为主食，具有很高的营养价值，有着"营养之王"的称号。马铃薯蛋白质含量高，且拥有人体所必需的全部氨基酸，特别是富含谷类缺少的赖氨酸，因而马铃薯与谷类混合食用可提高蛋白质利用率。马铃薯中的淀粉在体内吸收缓慢，不会导致血糖过快上升。膳食纤维在根茎类蔬菜中含量较高，常吃马铃薯可促进胃肠蠕动，且膳食纤维有助于降低罹患结肠癌和心脏病的风险。另外，吃马铃薯不必担心脂肪过剩，因为它只含0.1%的脂肪，是所有充饥食物中脂肪含量最低的。每日坚持一餐只吃马铃薯，长期下去对预防营养过剩或减去多余的脂肪很有效。

马铃薯的维生素含量是最全的，有营养学家做过实验：0.25 kg的新鲜马铃薯中所含的维生素含量，足够满足一个人一昼夜消耗所需。其所含的维生素是胡萝卜的2倍、大白菜的3倍、番茄的4倍，维生素C的含量为蔬菜之最。马铃薯还是一个矿物质宝库，各种矿物质是苹果的几倍至几十倍不等，500 g马铃薯的营养价值大约相当于1 750 g的苹果。马铃薯钾的含量也很高，能够排除体内多余的钠，有助于降低血压。

现代研究证明，马铃薯对调解消化不良有特效，是胃病和心脏病患者的良药，是糖尿病患者的理想食疗蔬菜，同时还可以促进肠道蠕动，保持肠道水分，有预防便秘和防治癌症等作用。另外，它还有防治神经性脱发，促进头发再生，治青春痘、清除色斑、减少皱纹、增白等作用。

(二) 大蒜

大蒜既可调味，又能防病健身，常被人们誉为"天然抗生素"。大蒜具有独特的味道，这是由它含有的有机化合物——大蒜素所导致的。大蒜素是世界上最有效的抗氧化剂，具有明显的抗炎灭菌作用，尤其对上呼吸道和消化道感染、真菌性角膜炎等有显著的功效。大蒜素能有效地抑制癌细胞活性，并且能激活巨噬细胞的吞噬能力，阻断亚硝酸盐致癌物质的合成，增强人体免疫功能，预防癌症的发生。另据研究表明，大蒜中含有一种叫"硫化丙烯"的辣素，其杀菌能力可达到青霉素的1/10，对病原菌和寄生虫都有良好的杀灭作用，可以起到预防流感、防止伤口感染、治疗感染性疾病和驱虫的功效。大蒜中的锗和硒等元素还有抗癌作用和调节胰岛素合成的作用,糖尿病患者多食大蒜有助减轻病情。

大蒜特别适宜肺结核、癌症、高血压、动脉硬化患者食用,但眼病患者及患有胃溃疡、十二指肠溃疡、肝病以及阴虚火旺者忌用。

(三) 大白菜

大白菜是冬季必不可少的绿叶蔬菜。明代李时珍《本草纲目》中就有关于大白菜的记载。大白菜水分多,茎叶脆嫩,民谚云:"鱼生火,肉生痰,白菜豆腐保平安。"看似平凡廉价的大白菜营养丰富,因富含维生素C、钙质以及纤维素,多吃大白菜可增进食欲,去油腻,帮助疏通肠道,防便秘、减轻肠道负担、消除淤血从而预防痔疮,并对胃及十二指肠溃疡有一定的辅助疗效。大白菜中还含有微量元素钼,能阻断致癌物质亚硝酸;近年来,科学家还发现,大白菜中含有一种酶,能帮助分解雌激素,可减少乳腺癌的发病率。但大白菜较为寒凉,体弱者不宜多吃。

大白菜的根、茎、叶、籽都可入药治病,比如用大白菜根茎单独煮水外洗就是治疗冻疮的妙招。

(四) 芹菜

据测定,芹菜中钙、磷、铁等矿物质的含量高于一般绿色蔬菜,蛋白质和磷的含量比瓜菜类高1倍,钙和铁的含量比番茄高20倍。芹菜的叶、茎含有挥发性物质,别具芳香,能增进人的食欲。此外,芹菜含有丰富的维生素D、维生素A以及B族维生素,具有很高的营养价值和食疗保健作用。

现代药理研究证实,芹菜中含有一种特殊的有益于心脏的化合物,可降低血压,降低胆固醇,预防心脏病,适合高血压、动脉硬化患者食用。

芹菜中还有一种能促使脂肪加速分解、消化的化学物质,当你正在咀嚼芹菜的时候,你消耗的热能远大于芹菜给予你的能量,所以它是一种理想的绿色减肥食品。它还能促进胃液分泌,特别是老年人,由于其身体活动量小、饮食量少、饮水量不足而易患大便干燥,经常吃点芹菜可刺激胃肠蠕动,利于排便,具有较强的清肠作用。

另外,芹菜中的铁元素,能补充女性经血的损失,食之能避免皮肤苍白、干燥、面色无华,特别适合缺铁性贫血患者和经期女性食用。芹菜叶中所含的维生素C比茎多,含有的胡萝卜素也比茎多。将芹菜叶做汤,长期食用可以帮助人安眠入睡,使皮肤有光泽,但是脾胃虚寒、血压偏低者不宜多食。

(五) 菠菜

菠菜能润燥通肠、养血止血,又叫波斯菜,据说是在唐代时传入中国的。菠菜营养丰富,富含蛋白质、碳水化合物、脂肪、膳食纤维以及多种维生素和微量元素,这些成分对于提供人体营养和增进健康都有益。菠菜有很好的药用价值,能清热解毒,凡因痈肿毒发或酗酒中毒者，均可用菠菜解之。现代研究证实，菠菜具有止咳、润燥、通利肠胃、养血止血、刺激胰腺分泌和解酒毒等功效。

但是，菠菜有两个缺点：一是含有较多的草酸，容易与食物中的钙结合生成草酸钙，有碍胃肠吸收消化；二是富含硝酸盐，其本身对人体无直接危害，但在适当条件下，有可能转变成致癌物质亚硝胺。因此，在烹调前应将整棵菠菜放在开水中焯2分钟，然后迅速捞出做进一步烹调即可。

（六）韭菜

韭菜是我国特有的一种蔬菜，古称起阳草。有健胃、提神、温暖的作用。韭菜含有蛋白质、脂肪、碳水化合物、纤维素、矿物质、硫化物以及维生素A、维生素C及B族维生素等多种人体健康不可缺少的营养物质。

韭菜含有具有独特辛香味的挥发性硫化物，这些硫化物有一定的杀菌消炎作用，对痢疾杆菌、伤寒杆菌、大肠杆菌、葡萄球菌均有抑制作用，而且味道鲜美，有增进食欲的作用，有助于人体提高自身免疫力。韭菜中这些硫化物还能帮助人体吸收维生素B_1及维生素A，因此，韭菜若与维生素B_1含量丰富的猪肉类食品互相搭配，是比较营养的吃法。不过，硫化物遇热易于挥发，因此烹调韭菜时需要急火快炒起锅，稍微加热过火，便会失去韭菜风味。韭菜还含有丰富的纤维素，每100 g韭菜含1.5 g纤维素，比大葱和芹菜都高，可以促进肠道蠕动，预防大肠癌的发生，同时又能减少对胆固醇的吸收，起到预防和治疗动脉硬化、冠心病等疾病的作用。韭菜中的纤维素可促进肠蠕动，有通便作用，但含粗纤维较多，不易被胃肠消化吸收，故一次不能吃太多。

（七）萝卜、胡萝卜

萝卜、胡萝卜都属于地下根茎类蔬菜，萝卜分为白萝卜、青萝卜和樱桃萝卜三种；胡萝卜并不是萝卜的一种。

萝卜中含有的辣味成分可抑制细胞的异常分裂，含有能诱导人体产生干扰素的多种微量元素，对预防癌症、抗癌有重要意义。萝卜还有杀菌、增进食欲和抑制血小板凝集等作用。萝卜中含有的大量膳食纤维和丰富的淀粉分解酶等消化酶，能够有效促进食物的消化和吸收。除此之外，萝卜还含有大量维生素C（萝卜皮中的维生素C含量尤其高，是萝卜心的2倍）、B族维生素和钾、镁等矿物质，可促进肠胃蠕动，有助于体内废物的排出，可降血脂、软化血管、稳定血压，对预防冠心病、动脉硬化、胆结石等疾病有很好的作用。

胡萝卜是一种质脆味美、营养丰富的家常蔬菜，不仅富含胡萝卜素，还富含维生素B_1、维生素B_2、钙、铁、磷等维生素和矿物质。由于胡萝卜中的维生素B_2和叶酸有抗癌作用，经常食用可以增强人体的抗癌能力，所以被称为"预防癌症的蔬菜"。美国科学家的一项研究表明，常吃胡萝卜可以预防肺癌。

各类品种中尤以深橘红色胡萝卜素含量最高，众所周知，胡萝卜素在氧化剂的作用下，可转化为维生素 A，对促进人体生长发育、保护视力、保护上皮组织健康、增强抵抗力等均有重要的作用。儿童常吃胡萝卜对身体生长发育、智力发展有好处，孕妇多吃胡萝卜对胎儿的发育和自身的健康都十分重要。但是要注意胡萝卜素是脂溶性物质，生吃吸收甚微，所以烹调含有胡萝卜素的食物时，最好用油炒或与肉同煮后食用。

近年研究发现，胡萝卜中还含有一种能降低血糖的成分，是糖尿病患者的良好食品，其所含的某些成分，如槲皮素能增加冠状动脉血流量，降低血脂，促进肾上腺素的合成，还有降压、强心作用，是高血压、冠心病患者的食疗佳品。

不过萝卜有顺气作用，所以在服用人参、西洋参、阿胶等补气血的药物时，不要同时吃萝卜。而胡萝卜亦具备补气血功效，素有"小人参"之称，所以，萝卜与胡萝卜最好也不要同食，以免药效相反，起不到补益作用。

（八）苦瓜

苦瓜中维生素 C 含量居瓜类蔬菜之首，且糖和脂肪的含量都非常低。苦瓜里还含有高能清脂素，可以作用于人体吸收脂肪的重要部位——小肠，阻止脂肪、多糖等热量大分子物质的吸收，但并不影响维生素、矿物质等营养素的吸收。比较适合肥胖者食用，减肥时最好生吃，可以榨汁饮用，不过胃寒的人慎食。苦瓜含有能抗癌的活性蛋白质，所以苦瓜具有清热排毒、防癌、预防糖尿病的作用。但要注意的是苦瓜有抗生育的作用，苦瓜蛋白在孕早期和孕中期抑制子宫内膜分化、干扰胚胎着床，吃多了可能导致流产，所以孕妇禁食。

（九）青椒

青椒果实较大，果肉厚而脆嫩，辣味较淡甚至根本不辣。青椒维生素 C 含量丰富，一般来说维生素 C 的含量是番茄的 3.5 倍，与草莓和柠檬的含量差不多，在蔬菜中居首；青椒富含 B 族维生素和胡萝卜素，具有促进消化、加快脂肪代谢等功效；青椒还富含维生素 P，能强健毛细血管，预防动脉硬化与胃溃疡等疾病的发生。青椒的绿色部分来自叶绿素，叶绿素能防止肠内吸收多余的胆固醇，能积极地将胆固醇排出体外，从而达到净化血液的效果。

青椒中含有芬芳辛辣的辣椒素，能刺激唾液和胃液的分泌，增加食欲，促进肠道蠕动，帮助消化。辣椒素是一种抗氧化物质，它能够阻止有关细胞的新陈代谢，从而终止细胞组织的癌变过程、降低癌细胞的发生率；能够促进脂肪的新陈代谢，防止体内脂肪积存，有利于降脂减肥防病。但是眼疾患者、消化道炎症及痔疮患者、高血压及肺结病患者应慎食。

（十）番茄

番茄含有丰富的营养，又有多种功用，被称为神奇的"菜中之果"。

番茄除富含维生素 C 外，还含有番茄红素，番茄红素是一种使番茄变红的天然色素，它在人体内的作用类似胡萝卜素，是一种很强的抗氧化剂。一般来说，番茄颜色越红，番茄红素含量越高。番茄红素能帮助身体抵抗各种因自由基引起的退化性疾病，可以有效地减轻和预防心血管疾病，降低心血管疾病的危险性，具有防衰老的功效。番茄红素还通过有效清除体内的自由基，预防和修复细胞损伤，抑制 DNA 的氧化，从而降低癌症的发生率。研究表明，番茄红素能够有效预防前列腺癌、消化道癌、肝癌等。

番茄所含的苹果酸、柠檬酸等有机酸，能促使胃液分泌，加速脂肪及蛋白质的消化；增加胃酸浓度，调整胃肠功能，有助胃肠疾病的康复。其所含的果酸及纤维素，有助消化、润肠通便作用，可防治便秘。

（十一）黑木耳

黑木耳色泽黑褐，质地柔软，味道鲜美，营养丰富。黑木耳中铁的含量极为丰富，为猪肝的 7 倍多。黑木耳还富含维生素 K、果胶以及多种对人体有益的植物化学物，如木耳多糖等。

黑木耳是缺铁性贫血患者的首选食物。黑木耳能减少血液凝块，预防血栓等症的发生，有防治动脉粥样硬化和冠心病的作用，但有出血性疾病的人不宜食用。木耳中的胶质可把残留在人体消化系统内的灰尘、杂质吸附集中起来排出体外，从而起到清洗胃肠的作用，对胆结石、肾结石等内源性异物也有比较显著的化解功能。木耳还含有抗肿瘤活性物质，能增强机体免疫力，经常食用可防癌、抗癌，而且有养血驻颜、祛病延年的作用。

（十二）海带

海带富含碘、钙、磷、硒等多种人体必需的微量元素，含有丰富的胡萝卜素、维生素 B_1 以及纤维素等。海带的有效成分甘露醇是一种疗效显著的利尿药。海带含有较多的碱性成分，有助于体内酸碱平衡。海带中还含有丰富的岩藻多糖、昆布多糖、褐藻氨酸等多种植物化学物。

经常食用海带，能预防甲状腺肿大，治疗各种水肿。海带中的多种活性成分有降低血脂、抑制动脉粥样硬化以及防癌、抗癌作用。同时，在这些元素的综合作用下，可以使脂肪在人体内的蓄积位置慢慢趋向于皮下和肌肉组织，而很少在心、脑、血管、肋膜上积存。海带中丰富的纤维素可以有效地防止直肠癌和便秘的发生。

知识拓展

极具药用价值的野菜

野菜是大自然给人类的馈赠，不仅味道独特，还有很高的药用养生价值，是我们身边的天然保健品。我们的生活中常见的野菜主要有以下几种：

（1）马齿苋：又名马齿菜、五方草，一般为红褐色，叶片肥厚，像倒卵形。马齿苋富含丰富的维生素 B、维生素 C、钙、磷、铁，以及 ω-3 脂肪酸，既可补充身体营养所需，又可降低胆固醇和维护血管健康。在药用方面，马齿苋可清热、利尿、消肿、抗炎和止泻、治肠炎。夏季马齿苋可以凉拌、包饺子、清炒，还可以用来泡茶或晒成菜干留作冬季食用。

（2）蒲公英：又名婆婆丁，是盆景、中药材，也是食物。蒲公英富含维生素A、维生素C、钾、钙、叶酸和膳食纤维等，有利尿祛湿、抗菌、清热止痛等功效。在中医药用方面常用于治疗胃炎、肝炎、胆囊炎、感冒、咳嗽、眼睛炽热等问题。蒲公英常见的食用方法有凉拌、清炒和煲汤，也可用其花朵来酿酒。

（3）红薯叶：又被誉为"长寿菜"，其含有黄酮类物质，有抗氧化、抗衰老和维护血管健康的作用。同时，红薯叶中含有的维生素A、维生素C、蛋白质、B族维生素等物质远高于其他蔬菜。坚持食用，有防贫血、降压、改善便秘、维护视力健康等作用。

（4）车前草：又名车轮菜，为车前科多年生草本。在多种偏方中车前草有调理肾炎、肾结石、腹泻和支气管炎等作用。而其不仅是中药材，还可以选择嫩苗食用，如凉拌、清炒、煲汤和做饺子馅。

（5）荠菜：性喜温和，只要有足够的阳光，土壤不太干燥，荠菜都可以生长，但以肥沃、疏松的土壤栽培为佳。荠菜具有凉血止血、补虚健脾、清热利水的功效。春天摘些荠菜的嫩茎叶或越冬芽，焯过后可凉拌、蘸酱、做汤、炒食，荠菜水饺、荠菜馄饨、荠菜春卷是春天餐桌上不可缺少的美味，另外还可以做成鲜美的菜粥。

【任务实践】

评估咨询者的五菜类食物摄入情况。

一、工作准备

（1）BMI计算器（App）。
（2）体力劳动对照表。
（3）不同人群每日每千克体重所需热量表。
（4）营养计算器。
（5）等值蔬菜类交换表。
（6）《中国居民膳食指南（家庭实用版）》。

二、工作程序

程序1 评估咨询者身体需求

（1）评价体型。

$$体重指数（BMI）= 体重（kg） / 身高（m）^2$$

（2）计算理想体重。

$$理想体重（kg）= 实际身高（cm）-105$$

（3）确定体力劳动类型。

（4）确定每日所需热量。

$$总热量 = 理想体重 \times 每日每千克体重所需热量$$

程序 2 调查统计咨询者一周的带量食谱

程序 3 核算五菜类食物的推荐摄入量和实际摄入量

（1）对照《中国居民膳食指南（家庭实用版）》，确定固定能量下的优选五菜推荐。例如，咨询者能量摄入量为 1 600~1 800 kcal 时，推荐摄入的三大营养素比例如图 2-11 所示。

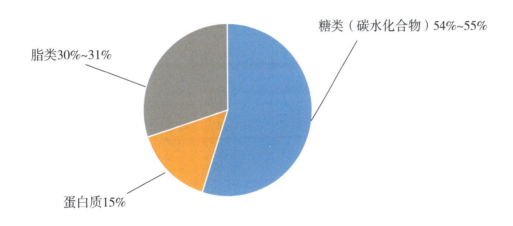

图 2-11 三大营养素比例（1 600~1 800 kcal）

《中国居民膳食指南（家庭实用版）》推荐的五菜类食物种类及用量如图 2-12 所示。

五菜类 300~400 g（1 600~1800 kcal 热量平衡膳食推荐）

菠菜 50 g　　黄瓜 25 g　　胡萝卜 25 g　　香菇 25 g　　油麦菜 150 g　　油菜 100 g

图 2-12 五菜类食物推荐种类及用量

（2）将一周带量食谱输入营养计算器，核算咨询者（五菜类食物）的实际摄入量。

（3）对比咨询者"五菜类食物"的推荐摄入量和实际摄入量，并结合"餐餐有蔬菜，保证每天摄入 300~500 g 蔬菜，深色蔬菜应占 1/2"的标准，评估咨询者五菜类食物摄入情况。

（4）借助食物交换份法，为咨询者推荐适合口味的五菜种类。等值蔬菜类交换表如表 2-7 所示。

表 2-7 等值蔬菜类交换表

食物名称	重量/g
大白菜、油菜	500
白萝卜、青椒	400
圆白菜、菠菜	500
茭白、冬笋	400
韭菜、茴香、茼蒿	500
南瓜、花菜	350
芹菜、苤蓝	500
鲜豇豆、扁豆	250
莴笋、油菜薹	500
洋葱、蒜苗	250
西葫芦、番茄	500
冬瓜、苦瓜	500
胡萝卜	200
芥蓝、瓢儿菜	500
山药、荸荠、藕、凉薯	150
蕹菜、苋菜、龙须菜	500
慈姑、百合、芋头	100
绿豆芽、鲜蘑、水浸海带	500
毛豆、鲜豌豆	70
黄瓜、茄子、丝瓜	500

【任务拓展】

知识夯实

一、判断题

1. 有机蔬菜和普通蔬菜营养成分都是一样的，只是干净一些而已。（ ）
2. 蔬菜和水果营养成分差不多，减肥人群可以只吃水果不吃蔬菜。（ ）
3. 韭菜是我国特有的一种蔬菜，古称起阳草，有健胃、提神、温暖的作用，所以我们应该多吃韭菜。（ ）

二、选择题

1.《中国居民膳食指南（2016）》推荐每日蔬菜摄入量为（ ）。

A. 200~350 g　　　　B. 250~350 g　　　　C. 250~400 g　　　　D. 300~500 g

2. 含有较多草酸，容易与食物中的钙结合生成草酸钙的是（　　）。

A. 菠菜　　　　　B. 胡萝卜　　　　　C. 芹菜　　　　　D. 洋葱

3. 既可调味，又可健身防病，被人们誉为"天然抗生素"的是（　　）。

A. 生姜　　　　　B. 大蒜　　　　　　C. 葱　　　　　　D. 辣椒

能力提升

1. 制作五菜类食物营养宣传的美篇，图文并茂，通过自媒体进行宣传。

2. 社区调查咨询：选取老年人、中年人、青年人、儿童四个年龄段，每个年龄段 5 名社区住户，为他们核算日常五菜合理的摄入量，并提出改进建议。

任务13　探析五菜食法 指导五菜食用

【情景案例】

"我儿子不喜欢吃我烧的菜，尤其是蔬菜类，但是却喜欢吃各种各样的蔬菜干。可是蔬菜干有营养吗？"明明妈妈说。强强妈妈听到后，接着说："我的孩子也不喜欢吃蔬菜，但是把蔬菜和大米掺在一起，做成蔬菜粥，孩子可喜欢了，只要吃下去就行了，做成什么都一样。"其实不然，蔬菜营养价值丰富，但是不恰当的烹调方法却可能导致其中的营养物质流失。

蔬菜类食物多种多样，我们应该如何根据自身的身体情况选用健康、安全的蔬菜？应该采用哪种合适的烹调方法呢？应该如何正确引导公众呢？

【工作任务】

探析五菜食法，指导五菜食用，解决公众饮食中"怎么吃才更符合自己身体需求"的问题。

【知识要点】

一、五菜类食物的选配原则

蔬菜种类多样，营养价值也各有千秋，选用蔬菜应从多方面加以注意。

注意选用安全健康的蔬菜，可以通过颜色、形状、新鲜度进行辨识。

一看蔬菜的颜色。蔬菜总体上可以按照颜色分为两大类：深色蔬菜，如菠菜、苋菜、南瓜等；浅色蔬菜，如大白菜、白萝卜、卷心菜等。如果有的蔬菜颜色不正常，如菜叶失去平常的绿色而呈墨绿色，毛豆碧绿异常等，这类蔬菜在采收前可能喷洒或浸泡过甲胺磷农药，不宜选购。

二看蔬菜的形状。形状正常的蔬菜，一般是常规栽培、未经激素等化学品处理过的，可以放心地食用。市场上也会出现形状异常的蔬菜，如韭菜，当它的叶子特别宽大肥厚，比一般宽叶韭菜还要宽1倍时，就可能在栽培过程中用过激素。未用过激素的韭菜叶较窄，吃时香味浓郁。

三看蔬菜新鲜度。茎叶类蔬菜叶片没有蔫软，根茎类蔬菜没有缺水变软、枯塌，通常我们认为这样的蔬菜是新鲜采摘的。

知识拓展

有虫洞的蔬菜一定是安全的吗？

许多消费者认为，蔬菜叶子虫洞较多，表明没打过药，吃这种菜安全。其实，这种认为是不全面的。蔬菜是否容易遭受虫害，是由蔬菜的不同成分和气味的特异性决定的。有的蔬菜特别为害虫所青睐，比如青菜、大白菜、卷心菜、花菜等。这一类蔬菜不得不经常喷药防治，势必成为污染重的"多药蔬菜"。

首先，各种蔬菜施用化肥的量不一样。氮肥（如尿素、硫酸铵等）的施用量过大，会造成蔬菜的硝酸盐污染比较严重。研究人员对市场上蔬菜抽检后发现，硝酸盐含量由强到弱的排列是：根菜类、薯芋类、绿叶菜类、白菜类、葱蒜类、豆类、瓜类、茄果类、食用菌类。其规律是：蔬菜的根、茎、叶的污染程度远远高于花、果、种子。这个规律可以指导我们正确食用蔬菜，尽可能多吃些瓜、果、豆和食用菌，如黄瓜、番茄、毛豆、香菇等。

其次，我们选用蔬菜还可以通过嗅觉来辨别。多数蔬菜具有清香、甘辛香、甜酸香等气味，可以凭嗅觉鉴别不同品种的质量，不能有腐烂变质的亚硝酸盐味和其他异常气味。从味道来说，多数蔬菜滋味甘淡、甜酸、清爽，少数具有辛酸、苦涩等特殊风味，如果失去本品原有的滋味即为异常。另外，还可以在辨别蔬菜过程中通过掂量菜品重量、触摸质地等确定是否新鲜。

再次，注重蔬菜的五色搭配，选用合适的蔬菜，实现营养均衡。古语有云：五色入五脏。不同颜色的蔬菜，所含的营养素不同，对人体各器官的作用也不同。根据颜色深浅，蔬菜可分为深色蔬菜和浅色蔬菜。深色蔬菜指深绿色、红色、橘红色和紫色蔬菜，它们富含胡萝卜素，是维生素 A 的主要来源，生活中应该注意多摄入这些深色蔬菜，应占蔬菜总摄入量的 1/2 以上。

五色搭配的蔬菜美观、营养素全面，更能引起人们的食欲，同时还能够满足不同脏器的健康需求。因此，日常生活中我们应该注意搭配选用蔬菜。生活中常见的五色类蔬菜如表2-8 所示。

表 2-8　生活中常见的五色类蔬菜

五色	蔬菜类型	五脏
白色	藕、白萝卜、竹笋、茭白、花菜、冬瓜	滋润肺脏
绿色	菠菜、菜椒、苦瓜、油麦菜、大白菜	护肝养肝
红色	红菜薹、红萝卜、番茄、红心包菜、红色甜椒	护心补血
黄色	韭黄、胡萝卜、南瓜、金针菜、卷心菜	健脾脏

续表

五色	蔬菜类型	五脏
黑色	黑茄子、海带、黑香菇、黑木耳	利肾脏

二、五菜类食物在储藏、烹调中的营养保护

蔬菜含有大量水分和丰富的维生素、碱性矿物质和味觉物质，若储藏、烹饪不当，易使水溶性维生素流失和破坏，其中尤以维生素C的损失最为严重。因此，蔬菜在储藏、烹调中尤其要注意营养保护。

（一）蔬菜在储藏中的营养保护

蔬菜在采收后仍会不断发生变化，如呼吸、发芽、抽薹、后熟、老化等。此时，如果储藏不当，其鲜度和品质会发生改变，导致食用价值和营养价值降低。

蔬菜储藏宜采用的方法：①低温储藏。以蔬菜不冻为原则，根据其不同特性进行储藏。②气调储藏。利用一定浓度的二氧化碳（或其他气体）使蔬菜呼吸变慢，延缓其后熟过程，达到保鲜的效果。蔬菜罐头中的维生素保存率随储藏温度升高和储藏时间延长而降低。干制蔬菜容易受氧化作用的影响，因此应当在真空包装中保存，并降低储藏温度。

（二）蔬菜在烹饪加工中的营养保护

加热烹调除了改变食物口感和形状外，在一定程度上还可造成维生素的流失和降解，降低蔬菜的营养价值。在日常生活中，应根据蔬菜特性来选择适宜的加工处理和烹调方法。

1. 先洗后切

蔬菜生长期间要施肥、杀虫，易受农药和寄生虫卵的污染，清洗蔬菜时尽量用流水冲洗，不要在水中长时间浸泡。一定要注意先清洗后切菜，因为切后再洗会使蔬菜中的水溶性维生素和矿物质从切口处流失过多。洗净后尽快加工处理、食用，这样能最大限度地保证营养素的摄入。

2. 急火快炒

急火快炒可以使维生素保存率较高，平均保存率为84.6%；若采用炒煮法则损失较多，平均只保存41.3%，故一般用小锅小炒为宜。但是有些豆类蔬菜，如四季豆，就必须充分加热。

在烹制蔬菜过程中加入少量醋，对钙、磷的吸收和水溶性维生素的保存均有好处。为了使青菜保持青绿色泽，有的厨师在蔬菜烹制过程中加入少量食用碱，这样会致使大量水溶性维生素被破坏，因此应尽量避免。煮菜汤时可加入少量淀粉、肉粉、大豆粉等，这对维生素C有保护作用，可以提高汤汁的营养价值。

3. 开汤下菜

水溶性维生素（如维生素C、B族维生素）对热敏感，在水中加热时间越长，蔬菜中的水溶性维生素损失越多；另外，沸水能破坏蔬菜中的氧化酶，从而降低对维生素C的氧化作

用。因此，掌握适宜的温度，水开后蔬菜再下锅更能保持营养。水煮根类蔬菜，可以软化膳食纤维，改善蔬菜的口感。

4. 炒好即食

已经烹调好的蔬菜应尽快食用，现做现吃，这样不但能保持新鲜蔬菜的鲜美，还能保存较多的维生素。应该避免反复加热，这不仅是因为营养素会随储存时间延长而丢失，影响菜肴的色、香、味，还可能因细菌的硝酸盐还原作用增加亚硝酸盐含量。一般来讲，搁置时间越长维生素损失率越高。另外，苍蝇、灰尘等污染，也会降低菜肴的卫生标准，甚至使人患病。

此外，脱水蔬菜因长时间暴晒或烘干，维生素C损失率最高可达100%。腌制蔬菜因经过反复洗、晒、烫，其水溶性维生素和矿物质损失严重。速冻蔬菜经过清洗、热烫等工艺，水溶性维生素有一定的损失，但胡萝卜素损失不大。

知识拓展

烹制菜肴的最佳用具是铁锅

一直以来，人们对选用什么材质的炊具说法较多。营养学家认为，选用铁锅烹调菜品，更能减少营养素的破坏。

首先，铁锅散热慢而传热快，菜肴能得到充分的加热。

其次，铁锅可减少菜肴中营养素的破坏，特别是维生素保存率高。据测定用铜锅炒菜比用铁锅炒菜维生素C的损失高6倍。

再次，用铁锅可给人体补充一部分铁质。用铁锅制作菜肴时，可将锅中的高价铁（Fe^{3+}）转变为低价铁（Fe^{2+}）补给人体，铁质可够一日补给量，如长期不使用铁锅而用铝锅、铜锅制作饭菜，可造成人体缺铁性贫血。

三、特殊人群与五菜类食物的关系

（一）痛风患者

痛风患者饮食中，提倡多吃蔬菜，因为大部分的蔬菜皆为低嘌呤食物，如空心菜、茼蒿、马铃薯、山药、小油菜、芹菜、芥蓝、黄瓜、苦瓜、青椒、洋葱等。蔬菜还富含矿物质、多种维生素、膳食纤维，这对痛风患者有很大益处，尤其是蔬菜含有很多的维生素C，能促进组织内尿酸盐的溶解，从而降低血清尿酸水平。

需要注意的是，痛风患者尽量不要吃菌藻类食品，因为菌类和藻类细胞结构简单，遗传物质相对发达，核酸（分子中包含嘌呤）含量较多，故而不适合高尿酸血症或痛风患者食用。

（二）肠胃功能弱的人

有些蔬菜中的膳食纤维含量丰富，肠胃功能弱的老年人和婴幼儿，应该注意摄入量的选择和烹饪加工的方法。多选用新鲜、天然的有机蔬菜，采用炖、煨、蒸、烩等方法，使食物软、烂、细，易于消化吸收。同时，对于婴幼儿和老年人来说，腌制的蔬菜钠的含量较高，不宜多吃。

另外，对于辣椒等刺激性蔬菜，肠胃功能较弱的人也应该慎重食用，以免增加肠胃负担。

（三）减肥人群

减肥人群膳食最重要的就是降低能量摄入，所以热量较低的蔬菜是最好的选择。比如生菜，有人把它称为减肥蔬菜，因为它富含膳食纤维、维生素C，水分含量丰富，饱腹感很强，而且没有什么热量，宜多食用。避免食用含糖量高的蔬菜，如煮熟的胡萝卜等。

另外，除了选用低热量蔬菜外，减肥人群还应该关注蔬菜的烹调，炸蔬菜或者上汤蔬菜，这样的蔬菜添加了很多油脂，已不再是健康食品，反而会对减肥人群产生不利影响。因此，对于减肥人群，生拌、水焯的蔬菜烹调方式更好。

（四）血压异常人群

对于高血压患者，饮食生活方式的干预对身体健康非常重要。他们不宜吃过于油腻的食物，宜多食用新鲜蔬菜，尤其是钾离子丰富的蔬菜，没有特别明确的限制。韭菜虽然有温肾助阳的功效，但是大多数高血压患者属于燥热、阳火过剩，所以不建议多吃韭菜。香椿也属于此种类型。另外，在烹饪方式上，高血压患者不宜食用过咸、过于油腻或者隔夜的蔬菜；低血压患者膳食要求是尽量少食用有降压作用的蔬菜，如芹菜、番茄等。

【任务实践】

制作五菜营养健康教育宣传材料。

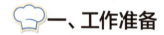 一、工作准备

选定目标人群，了解目标人群的身体特点，收集目标人群对蔬菜摄入的困惑，收集目标人群现有的饮食特点。

二、工作程序

程序1 制定宣传目标

广泛宣传"餐餐有蔬菜，保证每天摄入300~500 g蔬菜，深色蔬菜应占1/2"的蔬菜饮食观念，同时结合自身情况，选用健康的蔬菜及恰当的加工方式。

程序2 分析需求

分析汇总目标人群的饮食特点、文化背景、工作性质，整理以下信息：

（1）目标人群对于合理蔬菜摄入最大的困惑是什么？

（2）目标人群现在每天摄入五菜类食物的量是否合理？

（3）目标人群目前摄入五菜类食物的种类、加工方式是什么？

（4）目标人群目前的身体状况如何？

程序3 选定宣传形式

结合专业课程学习进度，建议选择较为简单的 PPT，或者手机端视频制作 App，宣传渠道可借助微信朋友圈、快手、抖音等。

程序4 制订宣传工作计划

主要内容应该涵盖：宣传时间、地点，宣传人员组成及分工，宣传形式，宣传效果的回收和评价等。

程序5 设计制作，形成初稿

（1）根据目标人群的信息，确定相应的五菜营养宣传内容。

（2）撰写宣传稿，要求：语言通俗易懂，生动有趣，重点突出，保证科学性，适合目标人群的理解能力。

（3）图文结合，排版合理，清晰美观。

程序6 制作和修改宣传作品

制作完成，咨询同学、老师意见，对宣传材料进行讨论，根据修改意见进一步完善。

【任务拓展】

知识夯实

一、判断题

1. 五色搭配是指红色、绿色、黄色、白色、黑色的蔬菜必须餐餐都有。（   ）
2. 韭菜不适宜低血压患者食用。（   ）
3. 痛风患者总的膳食原则是限制外源性嘌呤的摄入。（   ）
4. 烹制菜肴用铁锅能补血是子虚乌有的事情。（   ）

二、选择题

1. 下列蔬菜加工方式错误的是（   ）。

   A. 先洗后切　　　B. 急火快炒　　　C. 做好即食　　　D. 早下锅防营养流失

2. 低血压患者不宜选用的蔬菜是（   ）。

   A. 菠菜　　　　　B. 胡萝卜　　　　C. 芹菜　　　　　D. 洋葱

能力提升

1. 搜集家庭中经常食用的10种蔬菜，分析最适合它们的烹饪方式，并绘制成表格。

2. 根据老年人的身体特点，为自己的爷爷奶奶制作一份适合他们食用的蔬菜食谱，可以尝试用自媒体平台进行宣传。

任务14　辨识五果营养 把握五果用量

【情景案例】

"桃养人,杏伤人,李子树下埋死人"是民间流传了很久的俗语,这句俗语让人对水果又爱又怕,想吃却又不敢吃。其实这句俗语主要是古人经验的总结:桃性平,即使吃多了,也很少有人有什么不适;杏吃多了,很多人有上火的经历;李子,对肝脏有益,但是吃多了,很容易拉肚子。这样看来,这句俗语还是有一定道理的,也是在提醒我们吃水果不要过量,否则可能损害身体健康。当然,是否有害也跟个人的健康状况有关,所以大家也不必恐惧。

【工作任务】

辨识五果营养,把握五果用量,解决公众关注的"水果有哪些营养,应该怎样吃,吃多少才适合自己"的问题。

【知识要点】

五果是指五种水果吗?《黄帝内经·灵枢·五味》解释道:"五果:枣甘、李酸、栗咸、杏苦、桃辛",除了指出五果为枣、李、栗、杏、桃,还详细阐述五果分呈五味。

一、果品的分类及构造特点

果品一般分为水果(鲜果)和干果(坚果)。常见水果、干果种类及构造特点如表2-9、表2-10所示。

表2-9　常见水果种类及构造特点

水果		
类别	常见品种	构造特点
仁果	苹果、梨等	果肉肥厚,外果皮及中果皮与果肉相连,内果皮形成果心,内有种子
浆果	草莓、桑椹、葡萄等	外果皮为表皮,中果皮及内果皮几乎全为浆质
瓜果	西瓜、甜瓜、哈密瓜等	果皮在成熟时形成坚硬外壳,内果皮为浆质
橘果	橘子、橙子、柠檬、柚子等	外果皮含油泡,内果皮形成果瓣
核果	樱桃、桃子、荔枝、枣等	内果皮形成硬核,包有一枚种子

表 2-10 常见干果种类及构造特点

干果		
类别	常见品种	构造特点
树干果	杏仁、腰果、榛子、核桃、松子、板栗、白果（银杏）、开心果、夏威夷果等	具有坚硬外壳的木本类植物的籽粒
种子	花生、葵花子、南瓜子、西瓜子等	瓜、果、蔬菜、油料等植物的种子

二、果品的主要营养成分

（一）水果

水果是人体重要的营养物质来源，其中的维生素、纤维素、有机酸、矿物质等对人体健康甚为重要，对某些疾病也有一定的食疗作用。

1. 维生素

水果中的维生素含量非常丰富，新鲜水果是维生素C的重要来源，其中以鲜枣、山楂、柑橘、柠檬等含量最多。红黄色的水果如柑橘、杏、菠萝、柿子等含有较多的胡萝卜素，可经人体内酶的作用转化为维生素A。

2. 果胶

水果中的果胶属于可溶性纤维，不但能促进胆固醇代谢、有效降低胆固醇水平，更可促进脂肪排出。

3. 有机酸

水果中含有多种有机酸（如柠檬酸、酒石酸、苹果酸）、果胶及纤维素，它们不仅能增进食欲、帮助消化，而且有些果酸还可以阻止糖类转化为脂肪。

4. 矿物质

水果中含有多种矿物质，对于维持人体的酸碱平衡以及人体的生长发育都有重要意义。

5. 果糖

水果中含有较多的果糖，它能提高水果的甜度。果糖为糖类的一种，人们在食用后也能为自身提供一定的能量，但如果食入过多，会引起肥胖。

（二）干果

干果大多含有丰富的蛋白质、油脂、维生素和矿物质，也含有一定的碳水化合物。食用干果可以清除自由基、降低发生糖尿病的危险、降低心脏性猝死率、调节血脂、补脑益智等。

1. 蛋白质

干果中蛋白质含量一般为12%~22%，西瓜子和南瓜子中的蛋白质含量高达30%以上。

2. 脂肪

干果中脂肪含量较高，多为不饱和脂肪酸，富含必需脂肪酸，是优质的植物性脂肪。

3. 碳水化合物

干果中碳水化合物含量较少，多在15%以下，但栗子、腰果中的含量较高，在40%以上。

4. 维生素

干果中含有大量的维生素E等抗氧化的营养成分，每天适当摄取可以延缓衰老。

5. 矿物质

干果中富含钾、镁、磷、钙、铁、锌、硒、铜等矿物质，铁的含量以黑芝麻为最高，硒的含量以腰果为最多，榛子中含有丰富的锰。

知识拓展

五果性味

中国传统医学认为，食物的性能是食物基础理论的核心部分。而中医治未病的重要手段是食疗，食疗的理论指导则是食物性味学。

五果与四性的关系尤为重要。《本草纲目》所载的李之实"微温"，杏之实"热"，大枣"温（热）"，桃之实"热"，栗之实"温"，按照"寒凉属阴，温热属阳"的原则，五果之性均属阳，与五果之味的阴阳归属具有一定的差异性，即人体食用五果后能够提升活力，温煦脏腑，兴奋机能。这一结论与"五果为助"相符。同时，结合食物五味的理论，"酸"李具收涩、生津之功，"苦"杏可降泄、通泄，"甘"枣能够补虚、缓急，"辛"桃有发散、行气血的作用，而"咸"栗则具有软坚、趋下的功能。这与五果在食养、食疗应用中发挥的功用相吻合。

三、常食用果品的营养价值及其养生作用

（一）水果

1. 苹果

苹果，酸甜可口，营养丰富，是老幼皆宜的水果。苹果性温，不但含有多种维生素、矿物质、糖类等构成大脑所必需的营养成分，而且含有有利于儿童生长发育的细纤维和能增强儿童记忆力的锌，既能增强记忆力，又能预防阿尔茨海默病，非常适合儿童、老年人食用。所以苹果有"智慧果""记忆果"的美称。

苹果有双向调节肠胃功能的作用，可同时治疗腹泻和便秘。其含有的果胶，能抑制肠道不正常的蠕动，使消化减慢，抑制轻度腹泻；其丰富的有机酸，又可刺激胃肠蠕动，促使大便通畅。另外，由于苹果含铁丰富，有益于补血，还能降低血压、降低胆固醇，所以有的科学

家把苹果称为"全方位的健康水果"或"全科医生"。苹果的营养和药用价值由此可见一斑。

苹果所含的营养易被人体消化吸收，是人们喜欢的水果，但不宜过量，过量会伤及脾胃。注意：苹果富含糖类和钾盐，因此患有冠心病、肾病、心肌梗死、糖尿病的人不宜多吃。

2. 梨

梨又称快果，古人称梨为"果宗"。因其鲜嫩多汁，酸甜适口，所以又有"天然矿泉水"之称。

梨的果肉含有丰富的果糖、葡萄糖和苹果酸，还含有蛋白质、脂肪、钙、磷、铁以及胡萝卜素、维生素 B_1、维生素 B_2、烟酸、维生素 C 等。梨不仅能够帮助消化、促进食欲、健脾滋阴，还能软化血管，维持人体细胞组织的健康状态。同时，梨中富含膳食纤维，有助于预防结肠癌和直肠癌。

秋季每日坚持吃一两个梨，以鲜食为主，能缓解肺热咳嗽、喉痒痰多的症状。但梨性寒，不宜多食，否则会引发腹泻。另外，因梨含糖量高，过食会引起血糖升高，加重胰腺负担，糖尿病患者应少食。脾胃虚寒者、发热的人不宜吃生梨，可把梨切块煮水食用。

3. 橘子

橘子颜色鲜艳，酸甜可口，是日常生活中最常见的水果之一。其果肉、皮、核、络均可入药，橘子的外果皮晒干后叫"陈皮"。橘络含有一定量的维生素 P，有通络、化痰、理气、消滞等功效。

橘子中蛋白质、钙、磷、维生素 B_1、维生素 B_2、烟酸、维生素 C 的含量均是梨的多倍，可谓营养丰富。橘子对冠心病、高血压、糖尿病、动脉硬化、痛风有预防的功效。食用橘子，可以降低沉积在动脉血管中的胆固醇，有助于使动脉粥样硬化发生逆转。鲜橘还能健脾和胃、温肺止咳。

橘子含热量较多，如果一次食用过多，就可能"上火"，从而促发口腔炎、牙周炎等症。橘子好处虽多，但宜常吃而不宜多吃，多吃可能引起"橘子病"，出现皮肤变黄等症状。

4. 橙子

橙子又叫黄果、金环球。甜橙颜色鲜艳，酸甜可口，营养丰富，老幼皆宜。

橙子中含有丰富的维生素 A、维生素 B、维生素 C、维生素 P、纤维素、果胶、柠檬酸、橙皮苷以及醛、烯类等物质。此外，橙子中镁、锌、钙、铁、磷、钾等矿物质含量也非常丰富。橙子能增加机体抵抗力，增加毛细血管的弹性，降低血中胆固醇。高脂血症、高血压、动脉硬化患者常食橙子有益。橙子所含纤维素和果胶物质，可促进肠道蠕动，有利于润肠通便，排出体内有害物质。饭后食橙子或饮橙汁，有消积、止渴、解油腻的作用。将橙子皮洗净晒干，当枕头芯使用，对失眠、头痛有疗效。

5. 西瓜

西瓜又叫水瓜、夏瓜，是"瓜中之王"，因是在汉代从西域引入，故称"西瓜"。西瓜味道甘甜多汁，清爽解渴，是盛夏佳果。

西瓜含有大量葡萄糖、苹果酸、果糖、氨基酸、番茄素及丰富的维生素 C 等物质，不含脂肪和胆固醇。西瓜含水量极大，占91%~93%，是一种消夏解渴的佳品，瓤肉含糖量一般为5%~12%，主要是葡萄糖、果糖和蔗糖。西瓜具有降低血脂、软化血管的功效，对医治心血管疾病，如高血压等亦有疗效。西瓜皮具有清热解暑、泻火除烦、降血压等作用，对贫血、咽喉干燥以及对膀胱炎、肝腹水、肾炎患者均有一定疗效。西瓜虽好，但含糖量较多，糖尿病患者应限量摄入。

6. 杏

杏又名甜梅，果肉黄软，香气扑鼻，酸甜多汁，是夏季的主要水果之一。杏可以生食，也可以用未熟果实加工成杏脯、杏干等。

杏的果肉中富含胡萝卜素和维生素，其中维生素C和维生素A的含量较高。此外，杏还含有钙、磷、铁等无机物，不含脂肪，是一种低热量的水果。未熟的杏中含黄酮类较多，有预防心脏病和减少心肌梗死的作用。常食杏脯、杏干，对心脏病患者有一定好处。杏是苦杏仁苷（维生素B_1）含量最丰富的果品，而苦杏仁苷又是极其有效的抗癌物质，并且只对癌细胞有杀灭作用，对正常健康的细胞无任何毒害。

未成熟的杏不可生吃，杏也不可食之过多。产妇、幼儿、病人，特别是糖尿病患者，不宜吃杏或杏制品。

7. 香蕉

香蕉是一种常见的水果，古代称它为甘蕉。它的果肉软糯，美味可口，营养丰富，富含糖分、维生素和微量元素。香蕉在人体内能促进大脑分泌内啡肽，这种物质能刺激神经系统，给人带来欢乐、平静及瞌睡的信号，甚至还有镇痛的效应。因此，香蕉又被称为"快乐食品"。

香蕉中所含的糖分可以转化为葡萄糖，被人体吸收，是一种快速的能量来源，在运动中途吃香蕉可以补充身体流失的能量。香蕉属于高钾食品，钾离子可强化肌力及肌耐力，因此特别受运动员的喜爱；钾离子还能抵制钠离子升压及损坏血管，常吃香蕉可防止高血压。

香蕉味甘性寒，可清热润肠，促进肠胃蠕动，治便秘，最适合燥热、痔疮出血者食用。但是，由于香蕉性寒，故脾胃虚寒、胃痛、腹泻者应少食，胃酸过多者最好不吃。

8. 大枣

大枣味甘、性温、无毒，具有"天然维生素丸"的美誉。俗话说"日食三枣，长生不老"，"一日食三枣，郎中不用找"这些都说明大枣具有强身健体的功效。

大枣不仅含有大量葡萄糖、果糖、蔗糖等糖类物质，也含有大量的维生素C、核黄素、硫胺素、胡萝卜素、烟酸等多种维生素以及微量元素。中医中药理论认为，大枣具有补虚益气、养血安神、润心肺、止咳、补五脏、健脾和胃等作用，具有较强的补养作用，能提高人体免疫功能，增强抗病能力。大枣中含有的环磷酸腺苷，是人体细胞能量代谢的必需成分，对防治心血管系统疾病有良好的作用。

9. 木瓜

木瓜味道清甜、肉质软滑、多汁，有"岭南果王"之称。木瓜营养丰富，富含维生素A、

维生素 B_1、维生素 B_2、维生素 C 等，矿物质铁、钙、钾也含量丰富，还含有天然植物"多糖"、蛋白质、木瓜酵素以及有机酸，有保健、美容的功效。

木瓜是低热量水果，对减肥的人大有益处，其内含有木瓜酶，不仅能促进乳腺激素分泌，还可以促进肌肤代谢，让肌肤显得更明亮，有美容护肤、延缓衰老的功效。木瓜还富含胡萝卜素，这种抗氧化物质使果肉成为橘黄色，并减少环境污染对人体造成的损害。此外，木瓜中的维生素 C 有助于修复机体组织，消除损害机体细胞的有毒物质，增强人体抗病能力。

木瓜性平味甘，用作女性催乳的汤品时采用未成熟的木瓜，用作润肺健胃的汤品时则采用成熟的木瓜。

10. 桃子

桃子素有"寿桃"和"仙桃"的美称，因其肉质鲜美，又被称为"天下第一果"。桃肉味甘酸、性温，归胃、大肠经，具有养阴、生津、润燥活血的功效。

桃子营养丰富，富含多种维生素、矿物质及果酸等成分。桃子中的纤维成分果胶多，有缓解便秘的功效。桃子含铁量居水果之冠，为苹果和梨的 4~6 倍，是缺铁性贫血患者的理想辅助食物。桃子是高钾低钠的水果，可以平衡体内的钾钠，维持电解质稳定，起到利尿消水肿的作用。有研究表明，桃仁提取物有一定的抗凝血作用，对肝硬化、肝纤维化有良好的治疗作用。桃花对肠壁无刺激，能导泻。

糖尿病患者应慎食，胃肠功能不良者及老年人、儿童不宜多吃。桃仁为中医妊娠禁忌用药之一，孕妇一定要慎用。内热偏盛、易生疮疖不宜多吃，婴儿、孕妇、月经过多者忌吃桃子。

（二）干果

1. 核桃

核桃性温、味甘、无毒。它不仅味美，而且营养价值很高，被誉为"万岁子""长寿果"。核桃是食疗佳品，有补血养气、补肾健胃、止咳润肺、润燥通便等良好功效。核桃中的磷脂，对脑神经有很好的保健作用。核桃油含有不饱和脂肪酸，有防治动脉硬化的功效。核桃虽好却不能多吃，每天控制在 5 颗左右足够。

2. 板栗

板栗性温、味甘，入脾、胃、肾三经。板栗营养丰富，富含钙、磷、铁等矿物质及维生素 C、维生素 B 等，有"干果之王"的美誉，被称为"人参果"。板栗中的不饱和脂肪酸和多种维生素，可有效防治高血压、动脉硬化等心血管疾病，还能防治骨质疏松、腰腿酸软、筋骨疼痛等。板栗具有补肾壮腰、强筋健骨、活血消肿、抗老防衰等功效，是保健佳品，被称为"肾之果"。板栗富含柔软的膳食纤维，糖尿病患者也可适量品尝。由于板栗生吃难消化，熟食又易滞气，所以，一次不宜多食。

3. 腰果

腰果性平、味甘，因呈肾形而得名。腰果中的某些维生素和微量元素成分有很好的软化血管的作用，对保护血管、防治心血管疾病大有益处。它含有丰富的油脂，可以润肠通便、润肤美容、延缓衰老。适当摄入可以帮老年人预防动脉硬化、心血管疾病、脑中风和心脏病。腰果含油脂丰富，故不适合胆功能严重不良者食用。

4. 花生

花生热量高于肉类，被人们誉为"植物肉"。花生含丰富的维生素及矿物质，可以促进人体的生长发育。花生蛋白中含10多种人体所需的氨基酸，其中赖氨酸可使儿童提高智力，谷氨酸和天门冬氨酸可促使细胞发育和增强大脑的记忆能力。花生衣中含有使凝血时间缩短的物质，能对抗纤维蛋白的溶解，有促进骨髓制造血小板的功能，对多种出血性疾病有止血的作用。花生油中含大量的亚油酸，可使人体内胆固醇分解为胆汁酸排出体外，避免胆固醇在体内沉积，减少高胆固醇发病机会，能够预防冠心病和动脉硬化。

知识拓展

古诗词与水果

荔枝

"一骑红尘妃子笑，无人知是荔枝来。"
——杜牧

"日啖荔枝三百颗，不辞长作岭南人。"
——苏轼

红杏

"绿杨烟外晓寒轻，红杏枝头春意闹。"
——宋祁

"万树江边杏，新开一夜风。"
——王涯

石榴

"榴枝婀娜榴实繁，榴膜轻明榴子鲜。"
——李商隐

杨梅

"玉盘杨梅为君设，吴盐如花皎白雪。"
——李白

【任务实践】

评估咨询者的五果类食物摄入情况。

一、工作准备

（1）BMI 计算器（App）。
（2）体力劳动对照表。
（3）不同人群每日每千克体重所需热量表。
（4）等值水果类交换表。
（5）《中国居民膳食指南（家庭实用版）》。

二、工作程序

程序 1 评估咨询者身体需求

（1）评价体型。

$$体重指数（BMI）= 体重（kg）/ 身高（m）^2$$

（2）计算理想体重。

$$理想体重（kg）= 实际身高（cm）-105$$

（3）确定体力劳动类型。
（4）确定每日所需热量。

$$总热量 = 理想体重 \times 每日每千克体重所需热量$$

程序 2 调查咨询者 3 天的五果摄入量

程序 3 核算五果类食物的推荐摄入量和实际摄入量

（1）对照《中国居民膳食指南（家庭实用版）》，确定固定能量下的优选水果推荐。例如，咨询者能量摄入量为 1 600~1 800 kcal 时，水果推荐摄入量为 200 g，大豆及干果 25 g。咨询者能量摄入量为 2 000~2 400 kcal 时，水果推荐摄入量为 300 g，大豆及干果 35 g。

（2）借助食物交换份法，核算咨询者"五果类食物"的实际摄入量，等值水果类交换表与油脂、干果类交换表如表 2-11、表 2-12 所示。

表 2-11 等值水果类交换表

食物名称	重量/g
柿子、香蕉、鲜荔枝（带皮）	150
李子、杏（带皮）	200
梨、桃子、苹果（带皮）	200
葡萄（带皮）	200

续表

食物名称	重量/g
橘子、橙子、柚子(带皮)	200
草莓	200
猕猴桃(带皮)	200
西瓜	500

表 2-12　等值油脂、干果类交换表

食物名称	重量/g
花生油、香油(1汤匙)	10
猪油、牛油、羊油	10
黄油	10
玉米油、菜籽油(1汤匙)	10
大豆油(1汤匙)	10
核桃仁、杏仁、松子仁	15
葵花子(带壳)	25
花生米、芝麻酱	15
西瓜子(带壳)	40

（3）对比咨询者"五果类食物"的推荐摄入量和实际摄入量，评估咨询者五果类食物摄入情况。

【任务拓展】

知识夯实

一、判断题

1.在日常生活中，很多人认为水果的营养更丰富，饮食中可以用水果代替蔬菜。（　）

2.西瓜味甘多汁，清爽解渴，是夏季人们喜爱的水果，有"盛夏佳果"的美称，但因其糖分含量高，故糖尿病患者不宜多吃。（　）

3.柑橘类水果的维生素 C 含量比苹果多 10 倍以上，是补充维生素 C 的极佳水果。（　）

4.干果含有一定的油脂，过多干果油脂的摄入会增加热量，导致热量最终转化成高血脂，因此高血糖患者应谨慎食用干果。（　）

二、选择题

1. 因含有利于儿童生长发育的细纤维和能增强儿童记忆力的锌，具有"智慧果""记忆果"美称的是（　　）。

   A. 梨　　　　　　B. 苹果　　　　　　C. 木瓜　　　　　　D. 大枣

2. 全身都是宝，其果肉、皮、核、络均可入药，外果皮晒干后叫"陈皮"的水果是（　　）。

   A. 橘子　　　　　B. 橙子　　　　　　C. 香蕉　　　　　　D. 木瓜

3. 被称为"天然维生素丸"的是（　　）。

   A. 山楂　　　　　B. 桂圆　　　　　　C. 苹果　　　　　　D. 大枣

能力提升

1. 借助微信朋友圈或抖音快手等自媒体平台，宣传五果营养。

2. 走进社区，为老百姓提供五果营养和五果用量的营养咨询服务。

任务15 探析五果食法 指导五果食用

【情景案例】

小萌皮肤无缘无故变黄了，父母以为儿子得了急性黄疸性肝炎，于是，连忙将其送到医院，检查的结果却让人意外，原来小萌近几天进食了大量柑橘，得了"橘黄病"。

医师介绍，"橘黄病"是因为柑橘中含有大量橙黄色的胡萝卜素，一次吃得太多，胡萝卜素大量吸收入血，肝脏短期内不能将它转化为维生素A加以排泄，则血液中胡萝卜素浓度过高，在皮肤浅层组织中沉积，而出现皮肤黄染现象，民间称为"橘黄病"。

（案例来源：钱江晚报）

人们生活水平大大提高，日常食用的水果种类繁多，该吃什么水果，怎样吃，成了困扰老百姓的问题。那么应该如何正确引导公众科学食用水果呢？

【工作任务】

探析五果食法，指导五果食用，解决公众关注的"怎么吃更健康"的问题。

【知识要点】

一、五果类食物的食用原则

（一）水果

1. 控制水果摄入量，忌食过多

水果含有丰富的维生素和矿物质，但并不是吃得越多越好，要每天吃，适量吃。《中国居民膳食指南》建议，成年人每天应摄入200~400 g水果。按常见水果，比如苹果、梨、橘子等，普通个头的每天吃1~2个就可以了。过多的水果，会带来过多的糖分，影响到营养素的平衡。同时，过多的水果也会使肠道运动加快，一些营养素来不及充分吸收就被排出，不利于骨骼健康。对于一些胃肠功能较弱、容易发生腹泻的人来说，尤其需要控制一次吃水果的数量，并选择那些不易引起腹泻的水果。

2. 水果种类越多越好，颜色搭配越多越好

水果都含有糖、维生素、矿物质和膳食纤维，但不同水果有着其特殊的营养物质和作用。比如梨可以帮助器官排毒、软化血管，火龙果可以延缓人体衰老，苹果富含天然抗氧化剂可以消除自由基等。多吃不同种类的水果，不仅能吃到各种各样的美味，更有助于全方面保护身体健康。

水果都有一个规律，颜色越深，营养价值越高，即使是同一品种或同一水果的不同部位，由于颜色不同，维生素、矿物质等营养物质的含量也不同。没有任何一种水果含有全部的营养素，所以尽量多种颜色一起搭配。一方面，丰富的色彩、风味和香气有增进食欲的作用，另一方面也使营养摄入更全面。

3. 尽可能选择新鲜的水果，避免对水果过度加工

新鲜水果中含有较多的纤维素和维生素C，在水果加工过程中极易被破坏。比如将水果制成果汁都需要滤去渣子，而这些渣子中却含有丰富的膳食纤维，其对于增强饱腹感、减少胆固醇吸收、通便等都有好处，渣子滤去后，营养价值就降低了。另外，在榨汁的过程中，因为水果的细胞壁破碎，其中的维生素C和抗氧化物质也会受到一定程度的破坏。因此，加工过的果汁营养不如新鲜水果，吃新鲜水果优于水果制品。

4. 选择在正确的时间食用水果

不同时间段吃水果的养生功效是不一样的，而且肠胃的吸收能力也不一样。一般来说，吃水果的最佳时间是饭前1小时或者是饭后2小时。

饭前1小时吃水果可以控制热量，有利于减肥，而饭后吃水果有利于消化。水果属于低热量食物，水分含量高，并含有较多的以双糖和单糖形式存在的碳水化合物，因而饭前吃水果可以增加饱腹感，有利于控制食物的摄入总量，避免吃得太多过饱。如若在饭后马上吃水果，相当于在已基本吃饱的情况下，再增加食物摄入量，会增加胃的负担，水果不易消化，营养也容易流失，所以最好不要在饭后马上吃水果，也不要在睡前吃水果，充盈的胃肠会影响睡眠质量。

（二）干果

1. 坚持食用，适量食用

干果营养高，但脂肪含量也都很高，因此要限量吃。《中国居民膳食指南》建议，每周吃干果50~70 g，即每天10 g左右，相当于2个核桃。每天坚持吃干果类的食物可以让我们远离心脏病。

2. 搭配食用，轮换食用

各种干果营养各有所长：开心果、碧根果及夏威夷果中的维生素B_1含量比较丰富，分别是核桃的4倍、6倍、12倍；巴旦木在维生素B_2方面优势明显；开心果、松子及巴旦木含维生素E特别多。因此，建议互相搭配或轮换着吃干果，让营养更丰富全面。

3. 减少加工，注意过敏

食用干果要注意：一是尽量选择原味的，避免烤制、炒制、炸制的干果，这样能减少油、盐和糖的摄入；二是尽量不选开口或剥好皮的，因为干果中的不饱和脂肪酸很容易氧化，氧

化后产生的自由基会加速人体衰老,并增加患癌症的风险。

少数人对干果有过敏反应,食用后会出现皮肤瘙痒、咽喉水肿等症状,严重时可能危及生命。所以吃干果容易过敏的人,要特别注意。

知识拓展

怎样挑选干果

(1)看外观:挑选干果时先看看外形与色泽,再看看果仁。如果外壳有破损,果仁可能会受到污染。

(2)辨味道:品质好的干果,尝起来香脆美味、清香可口。如果闻起来或尝起来有霉味、苦味、哈喇味等异味的,就不要吃了。

(3)掂一掂:购买干果时,也可以摸一摸、掂一掂。正常的干果摸起来的手感应该是不发潮不粘手。

二、常见五果类食物在加工中的变化

(一)水果

1. 罐头

水果罐头是以新鲜水果为主要原料,经过清洗、分割、罐装、密封、加热杀菌、冷却等工序,达到无菌,从而延长食品保质期的一种保鲜食品。常见的有糖水橘子、黄桃罐头、梨罐头、山楂罐头等。水果罐头相比新鲜水果,增加了精制糖,维生素C经过加工损失了大半,果皮被消掉后,膳食纤维也降低了,具有活性的植物化学物质也大大降低了,还增加了酸味剂、防腐剂,只保留了部分水果的营养成分,营养价值大大降低。

2. 果脯

果脯则是以水果为原料,经过加热、糖渍、干燥后的产物,这种食品为了追求口感,可能会添加各种添加剂和防腐剂。水果是人体所需的矿物质、水溶性维生素以及膳食纤维的重要来源,但是水果被加工成果干或果脯以后,首先,水分会消失大半;其次,维生素损失较多,尤其是维生素C;再次,水分蒸发之后,糖分就会被浓缩,还会额外加入一些糖分,所以果脯的甜度要远高于水果。果脯虽然是以水果为主要原料,但是已经完全没有了水果的营养优势,所以不能作为水果的替代品。

3. 果汁

果汁是以水果为原料经过物理方法如压榨、离心、萃取等得到的汁液产品,经加工制成的饮品。如果汁中保留了水果中大部分营养成分,但果汁制作过程中,水果中的膳食纤维会丢失,而膳食纤维有通便作用,对于积食引起的便秘有很好的效果;鲜榨果汁中的维生素易被氧化，比如苹果汁非常容易褐变；果汁饮料中往往会添加各种添加剂和防腐剂，营养价值不如新鲜水果。

（二）干果

干果多为植物种子的子叶或胚乳，营养价值很高。但日常生活中人们经常食用的大多数干果都是通过烘炒加工制作的成品。在烘炒过程中会加入调味剂来提供一些多元化的口味，而添加的糖分和调味剂，会增加干果的热量；如果火大，干果炒焦了，干果中的脂肪、蛋白质、碳水化合物等还会被转化为致癌物质。

三、特殊人群与五果类食物的关系

（一）婴幼儿

水果含有丰富的营养，但为婴幼儿选择水果时应注意其年龄特征、消化能力。选择水果时，应选择成熟的，水果未成熟时比较坚硬，成熟后果实比较柔软。未成熟的水果含酸及粗纤维较多，既缺乏水果应有的香味，又刺激胃黏膜，而且不易消化，对婴幼儿是有害的。

在食用时，婴儿可吃果泥，其制法是，将水果洗净后，用小匙刮喂婴儿，刮苹果、香蕉都可以，最好随吃随刮，以免氧化变色，同时也避免污染。1岁以后的幼儿可选吃各种水果，但要注意洗净、去皮，大点的水果切皮后食用。

吃水果的时间要安排在喂奶或进餐后，因为水果含糖多，奶前或餐前食用会影响正餐进食量。

（二）孕妇

孕妇多吃水果不仅可以提高自身的抵抗力，还可以孕育一个好皮肤的宝宝，但是吃水果也需要注意以下问题：

1. 适宜

吃什么水果应该根据自己身体的体质来决定。一般来说，体质偏寒的孕妇稍多吃偏温热的水果，体质偏热的孕妇以选择寒性的水果为佳。

2. 适量

孕妇吃水果太多会为孕期肥胖和妊娠糖尿病埋下隐患。因此，孕妇应首选含糖量相对较低的水果，每天吃水果不要超过 500 g，而妊娠期糖代谢异常或妊娠糖尿病患者则要减半，最好等血糖控制平稳后再加水果。

3. 禁忌

山楂对子宫有一定的兴奋作用，会促使子宫收缩。所以孕妇们大量食用山楂及其制品，就很容易导致流产。木瓜中含有女性荷尔蒙，容易干扰孕妇体内的荷尔蒙变化，不但对胎儿的稳定度有害，还有可能导致流产。山楂、木瓜最好不吃。

建议孕妇根据孕期的不同阶段来选择合适的水果。孕早期，以选择中性水果为主，比如苹果、葡萄、香蕉、西柚、凤梨等。孕中期，胎儿正在迅速地成长，需要的营养物质也更多。在这个阶段，可以吃樱桃、奇异果、猕猴桃、苹果、海棠等水果，补充维生素和叶酸。孕晚期，可以多吃像猕猴桃、橙子、梨等维生素多的水果。

（三）糖尿病患者

由于水果内富含糖分，对于糖尿病患者来说吃水果要谨慎。为避免吃水果后血糖快速升高，应注意以下事项：①控制摄入量：每天不要超过100~200 g，尤其不要一次集中食用，分开食用最佳。②吃水果后要减少主食：这样可以控制糖类总摄入量。一般吃100~200 g水果，大致要减少50~100 g主食。③在餐间（如早餐和午餐之间）或睡前吃：避免同时摄入水果和主食。一般不提倡在餐前或餐后立即吃水果。④结合血糖监测结果：选择含糖分较少的水果，如橙子、柚子、苹果、番茄、黄瓜、梨、草莓等。

【任务实践】

指导糖尿病患者合理摄入水果。

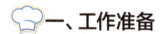

一、工作准备

（1）了解糖尿病患者的血糖控制情况。
（2）咨询糖尿病患者的饮食习惯。

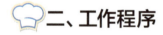

二、工作程序

程序1 指导糖尿病患者在什么情况下可食用水果

糖尿病患者病情稳定，血糖值空腹7 mmol/L，餐后2小时11.1 mmol/L前提下，基本可以食用。

程序2 指导糖尿病患者食用最佳时间

建议糖尿病患者在饭前（午饭或晚饭）1小时吃水果，不建议饭后吃水果，避免引起血糖升高。

程序3 指导糖尿病患者食用哪类水果

由于不同水果的含糖量不同，建议糖尿病患者选择含糖量较低的水果，最好选择含糖量低于15%的水果，如樱桃、草莓、柚子、石榴。香蕉、大枣的含糖量较高，不建议糖尿病患者食用。水果含糖量对照表如表2-13所示。

程序4 指导糖尿病患者进行适量摄入

血糖控制稳定的糖尿病患者，每天在适当减少主食摄入情况下，可以进食50~100 g水果，但也应该及时监测水果摄入后的血糖变化。

表2-13 水果含糖量对照表

水果含糖量	对应水果
低糖水果（含糖量<10%）	青瓜、西瓜、橙子、柚子、柠檬、桃子、李子、杏、枇杷、草莓、樱桃等
中糖水果（含糖量11%~20%）	香蕉、石榴、甜瓜、橘子、苹果、梨、荔枝、芒果等
高糖水果（含糖量>20%）	红枣、山楂、蜜枣、柿饼、葡萄干、杏干、桂圆、果脯等
含糖量超高的水果	红富士苹果、柿子、莱阳梨、哈密瓜、玫瑰香葡萄、冬枣、甘蔗、黄桃等

【任务拓展】

知识夯实

一、判断题

1. 水果和果汁营养成分是一样的，可以用果汁代替水果。（ ）

2. 干果脂肪含量高，老年人不能过量食用。（ ）

3. 糖尿病患者不可以吃西瓜。（ ）

二、选择题

1. 对子宫有一定的兴奋作用，会促使子宫收缩的水果是（ ）。

A. 山楂　　　　　B. 苹果　　　　　C. 桃子　　　　　D. 木瓜

2. 下列水分含量最高的水果是（ ）。

A. 梨　　　　　　B. 李子　　　　　C. 西瓜　　　　　D. 橙子

3. 下列维生素C含量最高的水果是（ ）。

A. 鲜枣　　　　　B. 橙子　　　　　C. 苹果　　　　　D. 香蕉

能力提升

人人都知道红枣有"天然维生素丸"的美誉，具有滋阴补阳、补血之功效，但是很少有人知道，坚持吃红枣对于身体来说究竟有什么样的改变。所以大家可以讨论一下，在日常生活中如果你每天坚持吃3颗枣，那么在1个月后会变成什么样子？

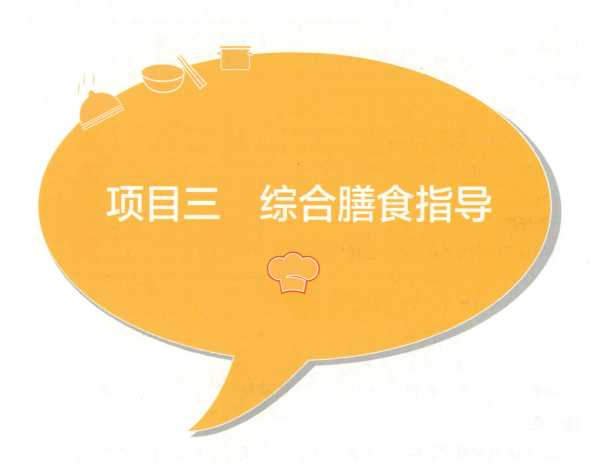

项目三　综合膳食指导

项目导读

随着人们生活水平的提高，以及生活方式的改变，我国居民营养状况由营养不良转向营养失衡，与膳食不合理紧密相关的肥胖、慢性病等现象越来越普遍。因此，引导居民合理膳食显得尤为重要。

科学的膳食评估和指导，一方面，能帮助公众了解膳食相关知识，提升膳食认识水平；另一方面，能引导公众依据评估和指导结果，逐渐摒弃不健康的膳食习惯，促进身心健康。

本项目结合以上岗位任务，引导学生推广营养健康教育，借助《中国居民膳食指南（2016）》进行营养和食物需要目标设计，为公众提出理想、个性化建议，使学生在掌握膳食指导和评估方法的同时，提升公众营养健康水平。

任务 16　开展平衡膳食营养教育

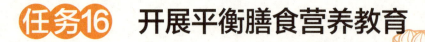

【情景案例】

2021年1月，一名年仅19岁的吃播网红突发脑出血去世。据悉这位年轻人在社交平台上有很多粉丝，为了继续吸粉，他经常暴饮暴食，吃汉堡、炸鸡、烧鸡等高热量食物，每顿饭至少吃三种主食。仅仅2年的时间，高碳水、高热量的饮食让他胖了20 kg，将他从一个清秀少年变成了一个胖子。不合理的饮食不仅摧毁了他的形象，更摧毁了他的健康。合理营养是健康的物质基础，平衡膳食是实现合理营养的唯一途径。

【工作任务】

开展平衡膳食营养教育。

【知识要点】

随着现代营养学的发展，愈来愈多的人们意识到应该充分发挥食物中各种营养素的作用，根据自身身体特点、身体需求合理摄入营养，平衡膳食结构。但是，平衡膳食这个概念对于大多数人来说过于宽泛，营养教育的作用在于引导公众将平衡膳食从概念落到现实生活中。

一、平衡膳食

平衡膳食是膳食中热量适中，营养素种类齐全、数量充足、比例恰当，营养素的供给量与机体的需要量之间能达到一个动态的平衡；它不仅能满足机体的各种生理需要，还能预防多种疾病发生，是合理的膳食。

（一）平衡膳食的基本要求

1. 热量适中

依据项目一任务7，通过记录年龄、性别、身高、体重、劳动强度等基本信息，计算咨询者1日所需热量。平衡膳食所提供的热量要与每日能量消耗维持平衡。长期能量摄入不足，会造成儿童发育迟缓，成人消瘦，学习和工作效率降低等状况；长期能量摄入过量，如高脂肪、高蛋白饮食，长期不活动，容易造成脂肪堆积，引起肥胖、脂肪肝等，严重者还会诱发心脑血管疾病。

因此，应养成关注健康的习惯，可以下载健康管理性质的App，比如薄荷健康App、食物书 App 等，查询身体每日膳食能量参考摄入量，做到有的放矢，如图 3-1 所示。

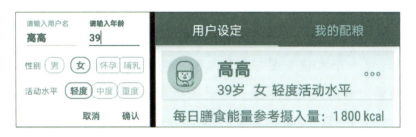

图 3-1　身体每日膳食能量参考摄入量

2. 营养素种类齐全、数量充足、比例恰当

依据身体每日膳食能量参考摄入量，参照中国营养学会最新编印的《中国居民膳食营养素参考摄入量》（DRIs）确定营养素的需求量，或借助健康管理性质 App，了解个体实际营养需求，如图 3-2 所示。

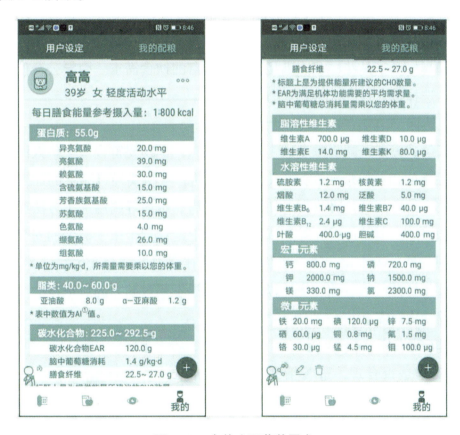

图 3-2　个体实际营养需求

膳食中的各种营养素之间保持恰当的比例，不仅有利于营养素被最大限度地吸收，而且可以很好地发挥各种营养素之间的协同效应，提高食物的营养价值。

---

① AI：每日适宜的摄入量。

> **知识拓展**
>
> **必需氨基酸的木桶效应**
>
> "木桶效应"是说一个木桶（图 3-3）由很多块木板围成，木桶盛水的多少不是取决于桶壁上最高的那块木板，而是最低的那块。以成人为例，成人所需的必需氨基酸有 8 种，必需氨基酸的木桶效应指的是如果食物中某一种必需氨基酸缺乏，就会影响人体对其他必需氨基酸的吸收，从而降低食物的营养价值。

图 3-3 木桶

自然界中尚没有一种天然食物能够完全满足人体对各种营养素的需求，所以要通过食物多样化达到平衡膳食的目的。食物的选择要符合以下要求：一是类型全。可参考《中国居民平衡膳食宝塔（2016）》所述，每天的膳食应包括谷薯类、豆类及其制品、蔬菜水果类、畜禽肉、鱼虾类、蛋类以及纯热能性食物。二是品种多。每日食物种类建议 15~20 种，所选择的食物种属越远越好。三是花样多。满足消费者丰富的饮食需求。引导公众使用食物交换份法小程序，灵活选择符合自己口味的食物。

3. 安全卫生达标

食材优选新鲜、天然，减少重度加工食物的摄入；食物要符合《中华人民共和国食品卫生法》等法律法规的相关要求，必须对人体无毒无害；食材要经过科学的加工与烹调，以减少营养素的损失，并提高消化吸收率。如油炸、烧烤、焙烤等高温加工方法虽然能让食物产生特殊的香气和口感，但是这些高温烹调方式实际上给饮食带来了极大的安全隐患，除了会造成维生素的损失外，碳水化合物、脂肪和蛋白质在高温下都会产生有毒有害物质。所以，多选择 100~120 ℃ 的蒸、煮、炖、烧，以及控制油温不要过高、高压锅蒸煮等烹调方法。可以说，低温烹调食物较安全。

4. 膳食安排合理有序

每日膳食安排是否合理，进餐情绪、环境是否适宜，也是合理营养的一个重要方面。一日三餐定时定量，且热能分配比例适宜，养成良好的饮食习惯。我国多数地区居民习惯于一天吃三餐。三餐食物量的分配及间隔时间应与作息时间和劳动状况相匹配，一般早餐要吃好、午餐要吃饱、晚餐要吃少。三餐供热比例为早餐占 30% 左右，中餐占 40% 左右，晚餐占 25% 左右，午后点心占 5%~10%。三餐比例决定体型，如图 3-4 所示。

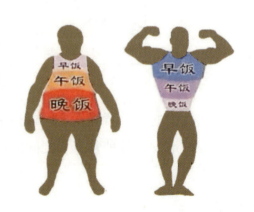

图 3-4 三餐比例决定体型

> **知识拓展**
>
> **不吃早餐可行吗?**
>
> 很多人因为早晨时间紧急或者减肥，经常不吃早餐，这样的做法可行吗？
>
> 通常上午的工作学习都比较紧张，不吃早餐，大脑和肌肉因为营养跟不上不能被快速调动起来，会导致精力不集中、头晕等症状。这样的状态完全不能满足整个上午工作、学习的需要。此外，不吃早餐，中午吃进去的食物会被快速吸收，这样吃下的食物最容易转化成皮下脂肪储存起来，容易增肥。所以，早餐必须要吃！

5. 特殊需求照顾周全

特殊人群体质不同，需求不同，要根据特殊人群的实际情况来对食物种类、食物重量、营养素摄入量、用餐时间、用餐次数等进行相应调整。如孕妇在怀孕期间对多种矿物质和维生素的需求量上升，应对用量进行调整；应对糖尿病患者进行"低糖低脂肪高膳食纤维"的膳食调整，并根据少食多餐的要求调整用餐次数。让特殊人群在正确的膳食指导下增强体质，愉悦身心。

（二）平衡膳食的基本原则

1. 产热营养素比例平衡

膳食中能提供能量的营养素有三种：糖类、脂类、蛋白质。其中糖类是最主要的供能物质，有帮助脂肪氧化和节约蛋白质的作用。糖类在人体内可以彻底分解，最终生成二氧化碳和水，为人体提供能量。

每克脂肪在体内氧化分解可以产生 38 kJ 的能量，比等量的碳水化合物和蛋白质都要多。但是脂肪摄入过多，一方面，多余的脂肪沉积在体内会导致肥胖、高血压并诱发心脑血管疾病；另一方面，脂肪代谢需要足够的糖类来提供能量，糖类不足时，脂肪容易氧化不彻底，产生脂肪酸，造成酸性体质，影响人体健康。

蛋白质在体内分解为氨基酸，氨基酸最重要的生理功能是构成和修补机体组织，参与人体正常的新陈代谢。大部分氨基酸用来组合人体需要的新的蛋白质，多余的、不符合身体需要的被分解掉，为人体提供能量。当体内糖类和脂肪充足的时候，才能充分发挥蛋白质的作用。

所以，一般情况下，糖类、脂肪、蛋白质分别提供人体所需能量的 55%~65%、20%~30% 和 10%~15%。

2. 食物酸碱性平衡

从酸碱性来说，食物可以简单地分为酸性、中性和碱性食物。但是食物的酸碱并不看入口的感觉，而要看食物经过消化吸收之后在体内代谢后的产物。其中，酸性食物指的是食物中含有的氮、碳、硫、氯等元素较多，经过消化后在体内形成的最终代谢产物为酸性。常见的酸性食物有牛、羊、猪、鸡、鸭等。碱性食物指的是食物中所含的钙、钾、镁等元素较多，在体内经过消化后最终的代谢产物呈碱性。常见的碱性食物有各种蔬菜、水果、奶类等。从营养的角度看，酸性食物与碱性食物的合理搭配是身体健康的保障。

二、营养教育

（一）营养教育的内涵

营养教育是健康教育的重要组成部分，是提升国民营养健康水平最有效的措施之一。它主要是通过营养宣传、营养咨询服务和参与式营养教育，帮助公众获得合理营养与平衡膳食的相关知识，引导公众践行健康的生活方式，消除不利于健康的膳食营养因素，预防营养性疾病的发生，从而提高公众的生活质量和健康水平。

（二）营养教育的主要步骤

1. 分析目标人群需求

确定营养教育活动主题后，首先要了解目标人群的基本信息。重点是他们的年龄、文化背景，找准他们了解哪些内容，不了解哪些内容，尤其感兴趣的是什么内容，找准目标人群的关注点和痛点。

（1）当公众对营养教育内容完全不了解时：宣传发动，使其知晓。

（2）当公众对营养教育观点有争议时：提供知识，进行劝服。

（3）当公众对营养教育内容做不到知行统一时：提供方法，鼓励尝试。

（4）当公众对营养教育内容开始尝试时：支持鼓励，加以强化。

2. 选择营养教育内容

内容的选择要具有普适性，不仅能通过深入浅出的营养知识提升公众的营养认知，还要有相应的营养技能提升项目帮助公众改善膳食活动。

3. 揣摩语言表达技巧

语言表达能力是保证营养教育效果的关键因素，常用的语言表达技巧有：通过夸张的手法表达观点，引起公众共鸣；通过实例介绍或者长寿老人、糖尿病患者等特殊人群现身说法，将公众带入事件中，引起共情。

4. 实施营养教育计划

5. 评价营养教育活动

【任务实践】

维持体重和能量平衡的营养教育活动。

一、工作准备

（1）工具准备：体重计、身高计、钢尺、标准砝码。
（2）材料准备：计算器、生命信息卡、白纸、彩笔、便签。

二、工作程序

模拟场景：为营养工作室服务的 30 名中职生超重者进行宣传教育，最终达到知、信、行的变化。

程序 1 准备

为每个参与者准备一张"生命信息卡"，如表 3-1 所示。

表 3-1 生命信息卡

姓名			
性别			
年龄			
身高			
体重			
体重指数			
血压（mmHg）			
血脂			
血糖	正常	过高	过低

程序 2 体重、身高测量

程序 3 计算体重指数

计算公式如下：

$$体重指数（BMI）= 体重（kg）/ 身高（m）^2$$

程序 4 排排站游戏

（1）分组：参与者按照性别分成两队（手持生命信息卡片）。
（2）排队：
按照年龄大小顺位排队，报数后记下顺位号。
重新按照身高大小顺位排队，报数后记下顺位号。
重新按照体重大小顺位排队，报数后记下顺位号。
重新按照体重指数大小顺位排队，报数后记下顺位号。
（3）现场讨论对个人年龄、身高、体重、体重指数顺位变化的意义与感受。

注意：

（1）游戏活动前，确保参与者卡片已经填写完整。

（2）要选择空旷的或者室外的场地，让参与者放松心情。

（3）要注意现场引导，活跃气氛并鼓励参与者去积极思考。

程序 5 头脑风暴

（1）游戏开始前，准备好白纸、便签和彩笔，白纸中间写上"体重"二字。

（2）把从"体重"联想到的任何词写在便签上，并贴在白纸上。

（3）优先贴满的组获胜。

程序 6 总结

通过视频、图文等方式点明超重肥胖的原因和危害。

程序 7 组内协作，画出问题树

（1）参与者写出自己的现实体重和理想体重。

（2）引发参与者思考肥胖给自己带来的生活困扰和健康问题，分析导致自身体重增加的原因。

（3）组内协作，交换肥胖导致的问题及带来的感受，谈论并画出问题树。

程序 8 制定控制策略，画出控制树

（1）组内合作，以问题树为依据，讨论解决的对策和方法，画出控制树。

（2）参与者针对自己的问题，制作一份体重控制计划。

（3）点评引导。

【任务拓展】

知识夯实

一、判断题

1. 等量的糖类（碳水化合物）、脂肪、蛋白质在体内分解时，脂肪释放出的热量最多，所以脂肪是最主要的供能物质。（ ）

2. 根据必需氨基酸的木桶效应，如果食物中某一种必需氨基酸的含量很低，就会降低食物的营养价值。（ ）

3. 每日膳食安排要合理，尤其是早餐要吃好，早餐应提供全天所需热量的40%。（ ）

二、选择题

1. 营养教育首先要（ ）。

A. 分析目标人群需求　　B. 选择营养教育内容　　C. 揣摩语言表达技巧

2. 酸性食物主要是因为里面含有（ ）元素多。

A. 氮　　　　　　　　B. 镁　　　　　　　　C. 钾　　　　　　　　D. 硫

3. 下列说法正确的是（　　）。

A. 低温烹调的食物安全

B. 叶黄素和叶绿素有协同作用

C. 甲亢患者身体一般都比较胖

D. 合理营养是健康的物质基础

能力提升

目前市面上保健品种类繁多，广告铺天盖地。但是保健品跟药品不一样，保健品只要能证明自己无毒、具有有效成分就行了，至于效果到底有多好，有效成分能否被人体吸收，不需要经过验证。请同学们对可以调节肠道菌群失调的双歧杆菌药品及保健品进行市场调查，对效果和价格进行对比，并思考如何正确引导公众调理肠道菌群失调。

任务17　应用中国居民膳食指南

【情景案例】

阳光与健康营养工作室里，两位咨询者的对话：

李阿姨："最近几年，年龄大了，高血压、高血糖、高血脂越来越明显，有人说我是吃饭吃出来的，吃了这么多年饭，突然不知道应该吃什么了。"

王阿姨："这个简单啊，你知道居民膳食指南吗？我现在就严格按照膳食指南推荐的食物和数量来吃饭，就是吃的时间久了会有些腻，越来越不想吃饭了。"

日常生活中我们应该如何使用《中国居民膳食指南（2016）》来指导饮食呢？根据不同的人群特点和口味，膳食能否实现多样化呢？

【工作任务】

能够应用《中国居民膳食指南（2016）》，指导公众合理营养，平衡膳食。

【知识要点】

居民膳食指南是根据科学营养原则和百姓健康需要，结合当地食物生产供应情况及人群生活实践，给出的食物选择和身体活动的指导意见。我国于1989年第一次发布《中国居民膳食指南》，1997年、2007年分别进行了修订，2014年，国家卫生计生委疾控局委托中国营养学会再次启动指南修订工作。修订中，根据《中国居民营养与慢性病状况报告（2015）》中指出的我国居民面临营养缺乏和营养过剩双重挑战的情况，结合中华民族饮食习惯以及不同地区食物可及性等多方面因素，参考其他国家膳食指南制定的科学依据和研究成果，最终形成《中国居民膳食指南（2016）》。《中国居民膳食指南（2016）》由一般人群膳食指南、特定人群膳食指南和中国居民平衡膳食实践三个部分组成，同时推出中国居民膳食宝塔（2016）、中国居民平衡膳食餐盘（2016）、中国儿童平衡膳食算盘（2016）等可视化图形，全方位指导公众膳食。

一、《中国居民膳食指南(2016)》的内容

(一)一般人群膳食指南

1. 食物多样,谷类为主

人体必需的营养素有40余种,这些营养素均需要从食物中获得。人体需要的食物一般可分为谷薯类、蔬菜水果类、畜禽鱼蛋乳类、大豆干果类和油脂类5大类。多种食物组成的膳食才能满足人体对能量和各种营养素的需要。只有一日三餐食物多样化,才有可能达到平衡膳食。

膳食指南建议每天的膳食应包括谷薯类、蔬菜水果类、畜禽鱼蛋奶类、大豆干果类等食物。平均每天摄入12种以上食物,每周25种以上。每天摄入谷薯类食物250~400 g,其中全谷物和杂豆类50~150 g,薯类50~100 g。食物多样、谷类为主是平衡膳食模式的重要特征。

食物多样是平衡膳食的基本原则。建议:谷类、薯类、杂豆类的食物品种数平均每天3种以上,每周5种以上;蔬菜、菌藻和水果类的食物品种数平均每天有4种以上,每周10种以上;鱼、蛋、禽肉、畜肉类的食物品种数平均每天3种以上,每周5种以上;乳、大豆、干果类的食物品种数平均每天有2种,每周5种以上。按照一日三餐来说,早餐至少摄入4~5个食物品种;午餐摄入5~6个食物品种;晚餐4~5个食物品种;加上零食1~2个品种。做到食物多样化就要注意小份量选择、同类食物互换、巧妙搭配等平衡膳食技巧。

2. 吃动平衡,健康体重

体重是客观评价人体营养和健康状况的指标之一,体重过低或过高都有可能导致疾病发生风险增加。食物摄入量和身体活动量是保持能量平衡、维持健康体重的两个主要因素。各年龄段人群都应天天运动、保持健康体重,食不过量,控制总能量摄入,保持能量平衡。推荐成人每周至少进行5天中等强度身体活动,累计150分钟以上;主动身体活动最好每天6 000步;减少久坐时间,每小时起来动一动。每个人都应保持足够的日常身体活动,充分利用外出、工作间隙、家务劳动和闲暇时间,尽可能地增加"动"的机会,减少"静坐"的时间。

3. 多吃蔬果、乳类、大豆

膳食指南指出,蔬菜水果是平衡膳食的重要组成部分,奶类富含钙,大豆富含优质蛋白质。餐餐有蔬菜,保证每天摄入300~500 g蔬菜,深色蔬菜应占1/2。天天吃水果,保证每天摄入200~350 g新鲜水果,果汁不能代替鲜果。吃各种各样的乳制品,相当于每天液态乳300 g。经常吃豆制品,适量吃坚果。

蔬菜和水果是维生素、矿物质、膳食纤维和植物化学物的重要来源,能满足人体微量营养素的需要,保持人体肠道正常功能以及降低心血管、肺癌和糖尿病等疾病的发生风险。乳类富含钙,是优质蛋白质和B族维生素的良好来源。大豆富含优质蛋白质、必需脂肪酸、维生素E,并含有大豆异黄酮、植物固醇等多种植物化合物。多吃大豆及其制品可以减低乳腺

癌和骨质疏松症的发病风险。

4. 适量吃鱼、禽、蛋、瘦肉

鱼、禽、蛋和瘦肉摄入要适量。每周吃鱼280~525 g，畜禽肉280~525 g，蛋类280~350 g，平均每天摄入总量120~200 g。优先选择鱼和禽。吃鸡蛋不弃蛋黄。少吃肥肉、烟熏和腌制肉制品。

鱼、禽、蛋和瘦肉可提供人体所需要的优质蛋白质和脂类、B族维生素、维生素A、铁、锌等营养素，是平衡膳食的重要组成部分，是人体营养需要的重要来源。但是它们有些含有较多的饱和脂肪酸和胆固醇，过多摄入对健康不利，应当适量摄入。

5. 少盐少油，控糖限酒

膳食指南指出，培养清淡饮食习惯，少吃高盐和油炸食品，成人每天食盐摄入不超过6 g，每天烹调油控制在25~30 g。控制添加糖的摄入量，每天摄入不超过50 g，最好控制在25 g以下。每天反式脂肪酸摄入量不超过2 g。足量饮水，成人每天7~8杯（1 500~1 700 mL），提倡饮用白开水和茶水。不喝或少喝含糖饮料。少儿、孕妇、乳母不应饮酒。成人如饮酒，男性一天饮用酒的酒精量不超过25 g，女性不超过15 g。

2012年的营养调查情况显示，我国居民每人日平均摄入食盐10.5 g。因此，减少食盐量仍需努力。烹调油虽然能增加食物的风味，但是脂肪摄入过多是引起肥胖、高血脂、动脉粥样硬化等多种慢性疾病的危险因素之一。糖是纯能量食物，过多摄入会增加龋齿及超重肥胖发生的风险。因此，平衡膳食中不要求添加糖。再者，饮水最好选择白开水。

6. 杜绝浪费，兴新食尚

勤俭节约是中华民族的传统美德。珍惜食物，按需备餐，提倡分餐不浪费。选择新鲜卫生的食物和适宜的烹调方式。食物制备应生熟分开，熟食二次加热要热透。学会阅读食品标签，合理选择食品。多回家吃饭，享受食物和亲情。传承优良文化，树饮食文明新风。

首先，我们应该杜绝浪费。2013年调查资料显示，我国消费者仅在中等规模以上餐馆的餐饮消费中，每年最少倒掉约2亿人一年的食物或口粮；全国各类学校、单位规模以上集体食堂每年至少倒掉了可养活3 000万人一年的食物。浪费会增加污染、能源消耗，对经济和社会发展不利。

其次，在厉行节约过程中，也应该注意卫生和科学。食物放置时间过长就会引起变质，可能产生对人体有毒有害的物质，所以隔夜的食物不能吃。另外，还应该保证吃新鲜卫生的食物，这是防止食源性疾病、实现食品安全的根本措施。

（二）特定人群膳食指南

1. 备孕女性膳食指南

（1）调整孕前体重至适宜水平。

（2）常吃含铁丰富的食物，选用碘盐，孕前3个月开始补充叶酸。

（3）禁烟酒，保持健康生活方式。

2. 孕期女性膳食指南

（1）继续补充叶酸，常吃含铁丰富的食物，选用碘盐。

（2）孕吐严重者，可少量多餐，保证摄入含必要量碳水化合物的食物。

（3）孕中晚期适量增加奶、鱼、禽、蛋、瘦肉的摄入。

（4）适量的身体活动，维持孕期适宜增重。

（5）禁烟酒，愉快孕育新生命，积极准备母乳喂养。

3. 哺乳期女性膳食指南

（1）增加富含优质蛋白质及维生素 A 的动物性食物和海产品，选用碘盐。

（2）产褥期食物多样不过量，重视整个哺乳期营养。

（3）保持愉悦的心情和充足的睡眠，以促进乳汁分泌。

（4）坚持哺乳，适度运动，逐步恢复适宜体重。

（5）忌烟酒，避免浓茶和咖啡。

4. 6 月龄内婴儿母乳喂养指南

（1）产后尽早开奶，坚持新生儿第一口食物是母乳。

（2）坚持 6 月龄内纯母乳喂养。

（3）顺应喂养，建立良好的生活规律。

（4）生后数日开始补充维生素 D，不需补钙。

（5）婴儿配方奶是不能纯母乳喂养时的无奈选择。

（6）监测体格指标，保持健康生长。

5. 7~24 月龄婴幼儿喂养指南

（1）继续母乳喂养，满 6 月龄起添加辅食。

（2）从富含铁的泥糊状食物开始，逐步添加达到食物多样。

（3）提倡顺应喂养，鼓励但不强迫进食。

（4）辅食不加调味品，尽量减少糖和盐的摄入。

（5）注重饮食卫生和进食安全。

（6）定期监测体格指标，追求健康生长。

6. 学龄前儿童膳食指南

（1）规律就餐，自主进食不挑食，培养良好的饮食习惯。

（2）每天饮奶，足量饮水，正确选择零食。

（3）食物应合理烹调，易于消化，少调料、少油炸。

（4）参与食物选择与制作，增进对食物的认知与喜爱。

（5）经常户外活动，保障健康生长。

7. 学龄儿童膳食指南

（1）认识食物，学习烹饪，提高营养科学素养。

（2）三餐合理，规律进餐，培养健康饮食行为。

（3）合理选择零食，足量饮水，不喝含糖饮料。

（4）不偏食节食，不暴饮暴食，保持适宜体重增长。

（5）保证每天至少活动 60 分钟，增加户外活动时间。

8. 中国老年人膳食指南

（1）少量多餐细软；预防营养缺乏。

（2）主动足量饮水；积极户外活动。

（3）延缓肌肉衰减；维持适宜体重。

（4）摄入充足食物；鼓励陪伴进餐。

9. 素食人群膳食指南

（1）谷类为主，食物多样；适量增加全谷物。

（2）增加大豆及其制品的摄入，每天 50~80 g；选用发酵豆制品。

（3）常吃干果、海藻和菌菇。

（4）蔬菜、水果应充足。

（5）合理选择烹调油。

知识拓展

食补与药补

食补是指利用食物营养功效结合自己身体情况，通过进补膳食来达到增强抵抗力、免疫力的效果，以达到一个健康的体魄，从而延年益寿、强健体魄。而药补，是针对人体已明显出现气、血、阴、阳方面的不足，依靠食补已不能纠正其亏损时，在中医指导下，施以甘平的补药，以平调阴阳，祛病健身。

食补与药补各有千秋，食补以养身、防病为主；药补以扶正、治病为主。在一般人看来，总以为食补不如药补。因此，当大病初愈，正气不足，或年老气虚，体弱无力之时，总要索求补药而忽视食物的调养，这显然是不了解食补的真正含义。《黄帝内经·素问·藏气法时论》中指出："毒药攻邪，五谷为养，五果为助，五畜为益，五菜为充，气味合而服之，以补精益气。"强调了以食补之，五味调和的养生方法。唐代著名医学家孙思邈非常注重养生，他在《千金要方·食治》中倡导："食能排邪而安脏腑，悦神爽志以资血气。"金代名医张从正也指出："养生当论食补，治病当论药攻。"这些都说明了食补养生的重要性。

所以，日常生活中，我们应该根据自身情况合理地选择用药和依靠膳食调理，两者相互配合，才能达到对人体健康最好的效果。

二、中国居民平衡膳食模式图示

为了更好地展现与宣传中国居民平衡膳食的理念，中国营养学会推出了中国居民平衡膳食宝塔（2016）、中国居民平衡膳食餐盘（2016）和中国儿童平衡膳食算盘（2016）三个可视化图形，指导大众在日常生活中进行具体实践。

（一）中国居民平衡膳食宝塔（2016）

中国居民平衡膳食宝塔（2016）如图3-5所示，是根据《中国居民膳食指南（2016）》的核心内容和推荐，结合中国居民膳食的实际情况，把平衡膳食的原则转化为各类食物的数量和比例的图形化表示。膳食宝塔共分5层，各层面积大小不同，体现5类食物和食物量的多少；5类食物包括谷薯类，蔬菜水果，畜禽鱼蛋类，乳类、大豆和坚果类以及烹饪用油盐，其食物数量是根据不同能量需要而设计的，宝塔旁边的文字注释，标明了所需能量在1 600~2 400 kcal时，一段时间内成人每人每天各类食物摄入量的平均范围。

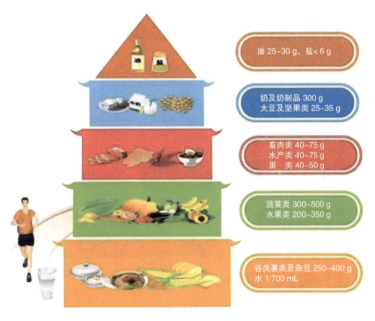

图 3-5　中国居民平衡膳食宝塔（2016）

谷薯类食物位于膳食宝塔的第1层，成人每人每日应摄入谷、薯、杂豆类食物250~400 g，其中全谷物50~150 g（包括杂豆类），新鲜薯类50~100 g。2岁以上人群都应该保持全谷物的摄入量，以此获得更多营养素、膳食纤维，维护身体健康。

蔬菜水果是膳食指南中鼓励多摄入的两类食物，位于第2层。成人每人每天蔬菜摄入量应在300~500 g，水果200~350 g。蔬菜水果是膳食纤维、微量营养素和植物化学物的良好来源。每类蔬菜提供的营养素略有不同，深色蔬菜一般富含维生素、植物化学物和膳食纤维，推荐每天摄入量占总体蔬菜摄入量的1/2以上。

畜禽肉、水产品和蛋等动物性食物位于第3层，每天应摄入120~200 g，包括畜禽肉40~75 g，水产品40~75 g，蛋类40~50 g。

乳类、大豆和坚果合居第 4 层，推荐每天应食用相当于鲜乳 300 g 的乳类及其制品。推荐食用大豆及坚果制品为 25~35 g，坚果类建议每周摄入 70 g 左右。

第 5 层塔顶是烹调油和食盐，推荐每天摄入烹调油不超过 25~30 g，食盐摄入量不超过 6 g。

图示中还包括身体活动和饮水，强调增加身体活动和足量饮水的重要性。轻体力活动成人每天至少饮水 1 500~17 00 mL（7~8 杯）。运动或身体活动是能量平衡和保持身体健康的重要手段。推荐成人每天进行至少相当于快步走 6 000 步以上的身体活动，每周最好进行 150 分钟中等强度的运动。

（二）中国居民平衡膳食餐盘（2016）

中国居民平衡膳食餐盘（2016）如图 3-6 所示，是按照平衡膳食原则，在不考虑烹饪用油盐的前提下，描述一个人一餐中膳食的食物组成和大致比例。餐盘更加直观，一餐膳食食物组合搭配轮廓清晰明了。

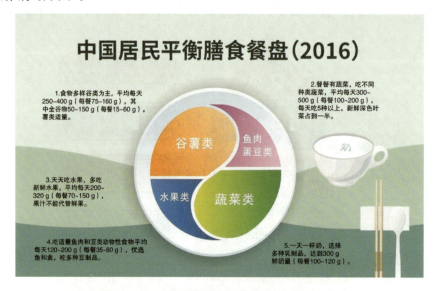

图 3-6　中国居民平衡膳食餐盘（2016）

餐盘分为 4 部分，谷薯类、动物性食物和富含蛋白质的大豆、蔬菜和水果，餐盘旁的一杯牛乳提示奶类的重要性。餐盘图中色块明显可以看出，蔬菜和谷物面积最大，是膳食中的重要部分；按重量计算，蔬菜为膳食总重量的 34%~36%，谷薯类占总膳食重量的 26%~28%，水果占总膳食重量的 20%~25%，提供蛋白质的动物性食物和大豆最少，占总膳食重量的 13%~17%，一杯牛乳为 300 g。此餐盘适用于 2 岁以上人群，是一餐中食物基本构成的描述。

（三）中国儿童平衡膳食算盘（2016）

中国儿童平衡膳食算盘（2016）如图 3-7 所示，是根据平衡膳食的原则转化各类食物的分量图形化的表示，算盘主要针对儿童。与膳食宝塔相比，在食物分类上，把蔬菜和水果分为两类。算盘分成 6 行，用不同色彩的彩珠标示食物多少。橘色表示谷物，绿色表示蔬菜，蓝色表示水果，紫色表示动物性食物，黄色表示大豆和奶类，红色是油盐。此算盘分量可供 8~11 岁儿童中等活动水平计算。

中国儿童平衡膳食算盘简单、明了地勾画出儿童膳食结构图，明确了儿童大致的膳食模式，跑步的儿童身挎水壶，表达了鼓励喝白开水、不忘天天运动的健康理念。

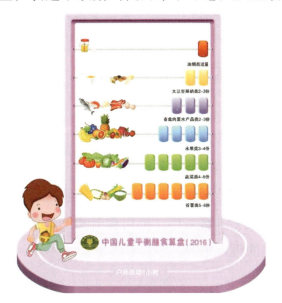

图 3-7　中国儿童平衡膳食算盘（2016）

三、中国居民平衡膳食宝塔的应用

（一）科学确定身体能量需求

膳食宝塔中建议的每人每日各类食物适宜摄入量是针对一般健康成人，具体应用中我们应该根据个人年龄、性别、身高、体重、劳动强度、季节等情况适当进行调整。首要的问题就是要确定适合自己的能量水平。比如，年轻人、劳动强度大的人需求能量较高，就应该适当增加主食量；老年人、活动量少的人身体需求的能量少，主食可适当减少。

（二）根据需求合理选定食物

膳食宝塔中建议的每人每日各类食物摄入量是一个平均值和比例。我们的日常生活中，膳食应当包含宝塔中的各类食物，比例与膳食宝塔建议一致或相近，但是无须每天都样样照着"宝塔"推荐量吃。例如，鱼类等海产品做起来比较麻烦，每天吃可能有一定难度，所以可以不必每天吃，每周吃够总量也是较为合理的。再者说，平时喜欢吃蔬菜的，适当多吃些蔬菜也没有问题，但是要注意度的把握，重要的是一定要大体遵循膳食宝塔各层各类食物的比例。

（三）食物交换份，搭配多彩膳食

有人可能会说，严格按照膳食宝塔，食物太单一，也不能照顾每个人的口味了，其实应用膳食宝塔，也可以兼顾营养与美味，按照同类食物交换、膳食巧搭配的原则有效规划我们的一日三餐。

膳食宝塔包含的每一类食物都有很多不同的类型，虽然每一种食物包含的营养素不完全相同，但同类食物所含营养成分往往大体上近似，在膳食中可以互相替换。比如，以粮换粮、以豆换豆、以肉换肉。大米可以与面粉、杂粮互换；大豆可与相当量的豆制品或杂豆类互换；瘦猪肉可与等量的鸡、鸭、牛、羊、兔肉互换；鱼可与虾、蟹等水产品互换；牛奶可与羊奶、酸奶、奶粉或奶酪等互换。

（四）因地制宜，充分利用当地资源

我国是饮食大国，南方与北方、东方与西方、沿海与内陆，天气不同，饮食习惯和特色物产也不尽相同，日常饮食中我们应该因地制宜，充分利用当地资源，这样才能更有效地发挥膳食宝塔的作用。例如，草原地区奶类资源丰富，饮食中可适当提升奶类和相关乳制品的摄入量；沿海地区海产品、鱼类丰富多样，则可提升鱼类等海产品摄入量；农村地区可适当提升畜禽肉及蔬菜、坚果类的摄入量等。

（五）养成习惯，长期坚持

膳食对健康的影响是长期的、缓慢的，需要形成日常饮食习惯，而习惯的养成需要从小做起，所以我们应该加大对婴幼儿良好饮食习惯的培养，并坚持不懈，这样才能将平衡膳食宝塔对健康的作用充分体现出来。

【任务实践】

完成《中国居民膳食指南（2016）》讲座。

一、工作准备

（1）《中国居民膳食指南（2016）》《中国居民平衡膳食宝塔（2016）》挂图（或图片），自选材料（各种图片、卡片、PPT等）、演讲词。

（2）复习中国居民膳食营养素参考摄入量（DRIs）。

（3）联系社区负责人和场地，做好人员组织工作。

（4）自定角色，主持人即社区主任，演讲者为营养师、秘书、群众。

二、工作程序

模拟场景：某社区，社区成员50余人。一名学员为主持人，两名学员为营养师。主持人负责召集人员，说明会议内容、目的，介绍演讲者等。

程序1 开场

说明身份，向大家问好，拉近关系，讲演前热身。

程序2 讲解《中国居民膳食指南（2016）》的意义

《中国居民膳食指南（2016）》是根据营养学原则，结合国情，指导人民群众采用平衡膳食，以摄取合理营养、促进健康水平提高的具体意见。

我国的第一个膳食指南是1989年制定的……

程序3 讲解和说明《中国居民平衡膳食宝塔（2016）》

为了帮助人们在日常生活中实践该指南，中国营养学会专家委员会进一步提出了食物定量指导方案，并以宝塔图形表示。它直观地告诉居民食物分类的概念及每天各类食物的合理摄入范围，即每日应吃食物的种类及相应的数量，对合理调配平衡膳食进行了具体指导。

（1）《中国居民平衡膳食宝塔（2016）》共分5层，反映各类食物在膳食中的地位和比重。

（2）《中国居民平衡膳食宝塔（2016）》建议的各类食物的摄入量是指食物的生重。

程序4 解释《中国居民平衡膳食宝塔（2016）》的应用

（1）确定食物需要和比例。

（2）同类互换，调配丰富多彩的膳食。

（3）合理分配一日三餐。

（4）引导人们因地制宜利用当地营养资源。

例如，组织2岁以下幼儿的照顾人，如母亲、奶奶等，做关于如何选择当地食品的练习，讨论当地有什么食物可以给幼儿吃，替代物有哪些。

蛋白质：豆子、鸡蛋；籽类：小米、麦子；油脂类：菜籽油、大豆油；维生素类：青菜、番茄。

（5）养成习惯，长期坚持。

可以根据自己的营养问题，为自己拟订一项可以灵活调整且易长期坚持的健康饮食计划。

程序5 参与式教育

设计参与式营养教育宣传活动，可以用"中国居民平衡膳食宝塔——帮助人们科学进食的方法"为主题。

（1）准备工作。选一块足够大的场地，在两套教具大白纸上各画一个空白的5层宝塔，准备各种食物卡片、一个小哨子、一个小喇叭、一块计时器、几面小红旗、知识竞赛题若干、平衡膳食营养配餐食谱若干。

（2）组织参与活动人员进行知识对抗赛，可将参加营养教育活动的人员分为两组，划分方法可以来自参与活动人员，也可按居住片区事先定好，让大家事先准备或者临时决定都可以。

（3）宣布事先定好的游戏规则（限制各组人数，最好限时，如1分钟，限制各方的拉拉队提示、奖励加分、惩罚扣分、双方监督员职责的标准等），然后可当场征求参与活动人员意见，达成一致后成为共同守则。

（4）鸣哨，计时器开始计时，要求各队参赛人员以最快的速度，把食物准确放到宝塔的适当位置上。规定时间到，计时器鸣响，则立即停止比赛。

（5）大声清点两组宝塔中的食物，随即计分，宣布结果。然后，请大家对结果进行发言和讨论。

（6）请出模范家庭代表，介绍各自经验。专家点评，演示水桶的启示，列举平衡膳食营养配餐食谱，并当场回答参与活动人员有关平衡膳食的问题。

程序6 结束语

会议结束应使用鼓励方式，做到善始善终。

【任务拓展】

知识夯实

一、判断题

1. 水果和蔬菜的营养价值相当，可以完全替代蔬菜。（ ）

2. 药补不如食补，食补可以完全代替药补。（ ）

3. 按照平衡膳食宝塔的指导，豆类一般可替代奶类，条件制约地区也可暂时替代肉类。（ ）

二、选择题

1. 下列位于居民膳食宝塔第1层的是（ ）。

A. 谷薯类　　　　　　B. 蔬菜水果类　　　　C. 鱼肉蛋类　　　　D. 奶豆类

2. 中国儿童平衡膳食算盘一共分为（ ）行。

A. 3　　　　　　　　B. 4　　　　　　　　C. 5　　　　　　　　D. 6

能力提升

以小组为单位，撰写宣传海报或者制作宣传视频，走进社区或者公众聚集场所，宣传《中国居民膳食指南（2016）》的平衡膳食理念。

任务18　制定特殊人群营养食谱

【情景案例】

"我是一名家庭主妇,每天最头疼的事情就是给全家人准备一日三餐。我家有2个孩子,一个才2岁,另外一个7岁,在上小学二年级,家里还有2个老人,都70多岁了。真不知道应该如何安排膳食才能既照顾到老人的身体需要,又符合孩子生长发育的需要……"营养工作室一位咨询者如是说道。

我们在日常膳食中,总是希望照顾到全家人的身体特点,适合他们的口味,符合他们的身体需求。那么,各种特殊人群身体特点及营养需求具体是怎样的?在膳食安排中应该注意什么呢?

【工作任务】

针对特殊人群身体特点,制定符合需求的营养食谱。

【知识要点】

一、幼儿的膳食营养

幼儿指1~6岁的学龄前儿童,他们活泼好动,处于生长发育、新陈代谢的旺盛阶段,但消化能力有限,抵抗力较弱,对于膳食营养有一些特殊要求。

(一)幼儿的身体特点

幼儿与成人相比,身体仍然处于迅速生长发育之中,加上活泼好动,需要更多的营养。神经系统方面,他们的脑及神经系统发育持续并逐渐成熟。新生儿脑重370 g,已达成人脑重的25%;1岁时脑重达900 g,为成人脑重的60%;4~6岁时,脑组织进一步发育、达成人脑重的86%~90%。消化系统方面,3岁幼儿20颗乳牙已出齐,6岁时第1颗恒磨牙可能萌出,但咀嚼能力仅达到成人的40%,消化能力也仍有限,尤其是对固体食物需要较长时间适应,如若过早进食成人膳食,容易导致消化吸收紊乱,造成营养不良。

（二）幼儿的营养需求

1. 能量需求

2~5岁幼儿每日需要能量为 4 180~6 860 kJ，每千克体重需要 300~360 kJ，比成人约高 1 倍。

2. 蛋白质

幼儿体内的器官在继续发育，肌肉组织发育迅速，需要有足够的蛋白质供给。幼儿期每日蛋白质供给量为 30 g，每千克体重需 2 g 左右蛋白质，比成人高 1 倍。

3. 矿物质

幼儿正处于生长发育阶段，骨骼生长迅速，食物需要大量钙。2~3 岁幼儿每日需要 600 mg 钙，4~5 岁每日需要 800 mg 钙。铁不足可引发缺铁性贫血，影响幼儿健康发育，因此，该阶段幼儿每日需要从食物中摄入约 10 mg 铁。碘、锌缺乏会影响幼儿正常发育和智力水平，4 岁幼儿每日需要摄入碘 90 μg 和锌 5.5 mg。

4. 维生素

幼儿对各种维生素需求量旺盛，2~5岁幼儿每日需要摄取的维生素D为 10 μg；2~5岁幼儿每日需要摄取的维生素A为 310~360 μg。幼儿对其他维生素，如B族维生素及维生素C的需求量也是成人需求量的50%左右。

（三）幼儿的膳食安排要求

（1）动物性蛋白质应为蛋白质总量的 50%~60%，年龄越小，需要蛋白质的量越大。

（2）合理安排三餐，注意膳食热量分配及适当的比例，早晚餐各占 20%~25%、上午点心占 10%~15%，午餐占 40%~45%，下午点心占 10%~15%。

（3）膳食中应尽量多选优质动物性脂肪，如黄油、蛋黄、鱼肝油等。

（4）多样化饮食，合理烹调，保证充足的维生素和无机盐供给。膳食应多选用肝肾、瘦肉、豆制品、蛋乳、鱼类和新鲜蔬果等，一般宜用蒸、炖、滑、炒等烹饪方法，在保证营养的基础上，变换花色品种，提高幼儿食欲。

（5）每天饮乳，足量饮水，正确选择零食。乳及乳制品是儿童钙的最佳来源，每天饮用 300~400 mL 乳及乳制品，可保证 2~5 岁幼儿钙的供应。幼儿活动量大，建议每天饮水以白开水为主，避免喝含糖饮料。正确选择新鲜、天然、易消化的食物，如乳、水果、干果等，避免油炸、烘烤等不健康的膨化食品等。

（6）培养良好饮食习惯。用餐时尽可能固定餐位，定时定量，避免追喂、边吃边玩等行为，一餐时间不超过 30 分钟。对幼儿不喜欢吃的食物，可通过变更烹调方式或盛放容器来增进幼儿食欲。应采取鼓励、表扬等方式解决幼儿就餐难问题，避免以食物作为奖励或惩罚的措施。

> **知识拓展**
>
> 学生午餐设计方案如表3-2所示。
>
> **表 3-2　学生午餐设计方案**
>
> （供能900 kcal，适用于中学生食堂午餐食谱设计，人群平均年龄14岁）
>
> | | 主食/g | 副食/g | 点心零食 |
> |---|---|---|---|
> | 周一 | 米饭（大米125） | 红烧鸡腿（鸡腿100） | 中等大小橘子（150 g） |
> | | | 芹菜炒香干（芹菜100，香干20） | |
> | | | 清炒冬瓜（冬瓜100） | |
> | | | 菠菜蛋汤（菠菜100，鸡蛋10） | |
> | 周二 | 二米饭（大米110，燕麦15） | 香菇狮子头（香菇10，猪肉50） | 一杯酸奶（100~150 g） |
> | | | 大白菜炒双菇（大白菜50，香菇40，平菇50） | |
> | | | 清炒西蓝花（西蓝花50） | |
> | | | 番茄蛋花汤（番茄100，鸡蛋10） | |
> | 周三 | 蛋炒饭（大米125，鸡蛋10） | 虾仁豆腐（虾仁25，豆腐50） | 大苹果半个（150 g） |
> | | | 山药炒肉（山药75，猪肉25） | |
> | | | 卷心菜和奶酪凉拌（卷心菜100，奶酪10） | |
> | | | 菠菜猪肝汤（菠菜100，猪肝5） | |
> | 周四 | 馒头（小麦粉125） | 红烧带鱼（带鱼75） | 牛奶（200 mL） |
> | | | 家常豆腐（豆腐75，油菜叶20） | |
> | | | 素炒三丝（胡萝卜100，青椒75，黄豆芽50） | |
> | | | 丝瓜蛋汤（丝瓜100，鸡蛋10） | |
> | 周五 | 米饭（大米125） | 土豆烧牛肉（土豆100，牛肉50） | 香蕉（150 g） |
> | | | 番茄炒鸡蛋（番茄100，鸡蛋20） | |
> | | | 炒油菜（油菜100） | |
> | | | 海带豆腐汤（海带结10，豆腐75） | |

二、老年人的膳食营养

随着年龄的增长和人体功能的衰老，老年人需要的营养素的质与量都发生了重大的变化。那么相对应的，对于老年人的膳食安排，也就不能完全与年轻人相同，就需要结合其生理特点提出不同的要求。

（一）老年人的身体特点

老年人的基础代谢率随年龄增加而降低，消化腺体开始萎缩，消化液分泌量减少，消化能力下降，胰岛素分泌减少，对葡萄糖的耐量减退。骨骼中无机盐含量增加，而钙含量减少，其他器官功能也出现了减退现象，尤其是消化吸收功能、代谢功能、排泄功能及循环功能。同时，免疫系统功能也逐渐减低。

（二）老年人的营养需求

1. 能量需求

老年人身体特点决定了老年人应该适当摄入能量。中国营养学会推荐：65岁以上老年人，男性为 8 580~9 830 kJ/d，女性为 7 110~8 160 kJ/d；80岁以上老年人，男性为 7 950 kJ/d，女性为 6 280 kJ/d。

2. 蛋白质

老年人对蛋白质的消化吸收下降，维持机体氮平衡所需要的蛋白质数量要高于青壮年时期，所以他们更需要重视优质蛋白质的供给。中国营养学会推荐老年人每日蛋白质摄取量不低于青壮年时期，一般65岁以上男性每日蛋白质摄取量为 65 g，女性为 55 g。

3. 脂肪

老年人消化脂肪的能力减弱，他们的血脂、甘油三酯及胆固醇均高于青壮年。因此，老年人不宜过多进食脂肪，尤其是动物源性脂肪。老年人脂肪摄入量一般不应超过总能量的25%，而且应尽量选择含胆固醇少，且不饱和脂肪酸含量适宜的食用油，如大豆油、葵花籽油、花生油等植物油。

4. 碳水化合物

老年人糖耐量降低，易发生血糖上升和高脂血症，同时对低血糖也很敏感。建议老年人膳食碳水化合物供给量以总能量的50%~65%为宜，同时应控制糖果、精制甜点的摄入量，可食用一些含果糖多的食物，如各种水果、蜂蜜等。

5. 膳食纤维

老年人消化系统功能减弱，肠胃蠕动缓慢，便秘的发病率增高，适量的膳食纤维可刺激肠蠕动，有效防治老年性便秘。膳食纤维还有防治高血脂、结肠癌以及降血糖等功效。因此，老年人的膳食要注意摄入足够的膳食纤维。

6. 矿物质

老年人容易发生骨质疏松症，中国营养学会推荐老年人膳食钙供给量为 1 000 mg/d。缺铁是世界性的老年营养问题，中国营养学会推荐老年人铁的摄入量为 12 mg/d。

7. 维生素

维生素 A 能维护上皮组织健康，增强抗病能力，具有抗癌作用，对于老年人保持健康十分重要。维生素 D 可促进钙的吸收并调节钙平衡。中国营养学会推荐65岁以上老年人，维生素 D 摄入量为 15 μg/d。维生素 E 是有效的抗氧化剂。中国营养学会制定的老年人维生素 E 的适宜摄入量为 14 mg/d。维生素 C 能增强机体免疫力，促进铁的吸收，参与脂肪代谢调节等，对于老年人保持身体健康和防治疾病十分必要。中国营养学会推荐维生素 C 的摄入量为 100 mg/d。

8. 水

老年人细胞内液量减少，同时饮水欲望减退会加重体内水分的不足，故老年人应养成饮水习惯，每日摄入水量应控制在 1 500~1 700 mL。

（三）老年人的膳食安排要求

（1）保证充足、优质易消化的蛋白质来源，如鱼虾、禽肉、奶蛋及豆制品。

（2）多选用含不饱和脂肪酸较多的植物油，如花生油、豆油、菜籽油等。

（3）少食多餐、多样化饮食，多采用炖、煨、蒸、烩等烹饪方法，使食物细软熟烂，易于消化吸收并且保证充足的无机盐、维生素供给。

（4）少吃过咸及含碱过大的食品，如酱菜、腐乳及松花蛋等。钠盐的过量摄入会提高高血压及心血管疾病的发病率，对营养素的吸收也会有阻碍。

（5）注重饮食习惯，鼓励陪伴进餐。保证老年人进餐时拥有好心情，采用多种方法增加食欲和进食量，吃好一日三餐。

（6）足量健康饮水，老年人每日应饮水 1 500~1 700 mL，首选温热的白开水。正确的方法是少量多次饮水。

知识拓展

老年人推荐食谱如表 3-3 所示。

表 3-3 老年人推荐食谱

	食谱计划一（1 500 kcal）		食谱计划二（1 700 kcal）		食谱计划三（1 900 kcal）	
	菜肴名称	食物名称及数量	菜肴名称	食物名称及数量	菜肴名称	食物名称及数量
早餐	米粥	大米10 g，小米10 g，赤豆10 g	香菇菜包	小麦粉50 g，香菇5 g，青菜50 g	燕麦粥	燕麦25 g
	烧麦	面粉10 g，糯米15 g	白煮蛋	鸡蛋30 g	花卷	小麦粉50 g
	鸭蛋黄瓜片	咸鸭蛋20 g，黄瓜50 g	豆浆	豆浆250 mL	拌青椒	青椒100 g，香油5 mL
	酸奶	1盒（100~150 mL）	奶酪	10~20 g	葡萄	葡萄200 g
加餐	香蕉	100 g	柚子	柚子200 g	牛奶	牛奶300 mL
中餐	红薯饭	大米40 g，红薯50 g	赤豆饭	大米75 g，小米10 g，赤豆25 g	绿豆米饭	绿豆10 g，粳米100 g
	青菜烧肉圆	青菜150 g，猪肉末20 g	青椒土豆丝	青椒100 g，土豆100 g		
	海带豆腐汤	海带结20 g，内酯豆腐150 g	腰果鸡丁	腰果10 g，鸡胸肉50 g	白菜炖豆腐	白菜100 g，北豆腐75 g，瘦猪肉20 g
			紫菜蛋汤	紫菜2 g，鸡蛋10 g	炒西蓝花	西蓝花100 g
加餐	橙子	150 g	牛奶	牛奶300 mL	橘子	橘子100 g

续表

食谱计划一（1 500 kcal）		食谱计划二（1 700 kcal）		食谱计划三（1 900 kcal）	
菜肴名称	食物名称及数量	菜肴名称	食物名称及数量	菜肴名称	食物名称及数量
晚餐 鸡丝面	小麦粉75 g，鸡胸脯肉40 g，胡萝卜100 g，黄瓜50 g，木耳10 g	黑米饭	大米50 g，黑米25 g	小米粥	小米25 g
		小黄鱼炖豆腐	小黄鱼50 g，北豆腐50 g	馒头	小麦粉75 g
		清炒菠菜	菠菜200 g	清蒸鲳鱼	鲳鱼100 g
盐水虾	基围虾30 g			虾皮炒卷心菜	虾皮10 g，卷心菜100 g
牛奶	半杯（100~150 mL）	梨	100 g	蒜蓉菠菜	菠菜100 g
烹调油	花生油 20 g	大豆油	25 g	葵花籽油	20 g
食盐	食盐 <6 g	食盐	<6 g	食盐	<6 g

（资料来源：《中国居民膳食指南（2016）》）

三、高血压患者的膳食营养

高血压、冠心病都是与不良饮食习惯密切相关的现代多发病，在老年人特别是肥胖人群中屡见不鲜。所以在膳食安排上要特别注意他们的膳食特点和要求。

（一）高血压患者的身体特点

高血压是指收缩压（即"高压"）高于 140 mmHg 和（或）舒张压（即"低压"）高于 90 mmHg，可伴有心、脑、肾等器官功能或者是器质性损害的临床综合征。近年来，高血压发病率直线上升，越来越年轻化。不良的饮食习惯是导致高血压的主要因素，因此，科学合理控制日常饮食是防治高血压的主要途径，还能大大降低脑血管意外和冠心病的死亡率。

（二）高血压患者的膳食安排要求

高血压等心血管慢性病人群的膳食原则是"四低"。即低脂肪、低胆固醇、低糖、低盐。

（1）少吃动物性脂肪，少用油炸、油煎或者烧烤等方式。

（2）少吃动物的肝、肾、脑、蛋黄、鱼子等高胆固醇食物。

（3）少吃甜食和少喝含糖饮料，菜肴口味要清淡，高盐的调味品要控制。

（4）膳食中应该多配新鲜蔬菜、瓜果。芹菜、洋葱、大蒜及香蕉都被证明有较好的降血压功效。

（5）增加钙的摄入。钙有助于保持血压稳定、降低血脂、预防血栓。高钙食物有芹菜、花菜、甘蓝、紫菜、黄豆、豆腐、牛奶、酸奶等。

（6）每天保证足够的饮水量。一般每日饮水 2 000 mL 左右，以白开水为主，可以辅助喝一些花草茶或淡茶，以增加钾和抗氧化成分的摄入。

（7）忌酒。酒不仅会使血压升高，而且会增加热量的摄入，还会引起体重增加、降低抗高血压药物的效果，所以高血压患者应远离酒精。

（8）戒烟。香烟中的尼古丁等成分对健康影响很大，高血压患者吸烟容易增加心梗和脑出血风险。

四、糖尿病患者的膳食营养

（一）糖尿病患者的身体特点

糖尿病是一种由胰岛功能减退，胰岛素分泌绝对或相对不足，引发体内碳水化合物蛋白质、脂肪、水和电解质等一系列代谢紊乱的综合征。主要症状为"三多一少"，即多尿、多饮、多食和消瘦，持续高血糖与长期代谢紊乱等可导致全身组织器官，特别是眼、肾、心血管及神经系统的损害及其功能障碍和衰竭。饮食是糖尿病患者治疗的基础，任何一个糖尿病患者，不论病情程度如何，在任何时候都需要进行饮食治疗。科学而平衡营养的饮食可以改善胰岛素分泌、增加胰岛素敏感性，起到控制病情的作用。

（二）糖尿病患者的膳食安排要求

（1）控制总热量和体重。通过饮食摄入的总热量是影响血糖变化的重要因素。所以必须限制每日从食物中摄入的总热量，要做到控制进食量，少吃肉、多吃蔬菜、适当吃水果。

（2）少食多餐。将一日三餐改为五餐或六餐，可避免一次进食过多而导致血糖猛然升高，但加餐的食物也要计算在总热量里。牛奶、鸡蛋、豆腐干等蛋白质类食物，以及黄瓜、番茄、梨等低热量蔬果都是加餐的好选择。可适当多配一些柔嫩的、粗纤维多而糖分（包含淀粉）少的新鲜蔬菜及水果，以增加饱腹感。

（3）合理摄入碳水化合物。主食应选择富含碳水化合物的玉米、燕麦、红薯等，有利于血糖控制。糕点、糖果等甜品中的单糖和双糖会引起血糖迅速升高，应尽量避免。

（4）多吃低血糖生成指数 GI 的食物。低 GI 食物有利于餐后血糖控制，如燕麦、荞麦、杂面等极少加工的粗粮，而加工越精细 GI 越高，如白米、白面等。

（5）每天摄入 25~35 g 膳食纤维。增加膳食纤维的摄入量，可延缓食物中血糖的吸收，稳定餐后血糖，还能减少热量摄入，避免肥胖。

（6）改变进餐顺序。采取"先蔬菜、后主食"的进餐顺序，先吃粗纤维的蔬菜，可以增强饱腹感，避免主食及肉类摄入过量。

（7）酌情摄入水果。新鲜水果富含维生素 C、水分和膳食纤维等，但大部分水果含糖量较高，血糖控制较好的人可在两餐之间食用少量低糖水果，如柚子、草莓等。

五、痛风患者的膳食营养

（一）痛风患者的身体特点

血液中尿酸含量升高是引发痛风的关键。当尿液中的尿酸钠长时间处于饱和状态时，在劳累、肥胖、饮食不节制、酗酒、受凉等条件的激发下，就会形成尿酸钠结晶，沉积在关节、肾脏和身体内的其他组织中，造成痛风。因此，低嘌呤饮食是避免和防治痛风的关键。

（二）痛风患者的膳食安排要求

（1）低嘌呤饮食。嘌呤代谢紊乱是痛风发生的根源，低嘌呤饮食要求控制食物中的嘌呤，每日不超过 400 mg；处于痛风急性发作期时要求更严格，每日分次摄入的嘌呤量应在 150 mg 以下。低嘌呤食物主要有玉米、大麦等。

（2）主食粗细搭配。谷物外皮中嘌呤的含量相对较高，但很少使体内尿酸水平升高，且粗粮比细粮含有更多的膳食纤维、维生素和矿物质，这些对于控制高尿酸血症和痛风都是有益的。

（3）每天饮水不少于 2 000 mL。为了促进尿酸的排出，痛风患者每天的饮水量必须大于 2 000 mL；在痛风急性发作期，要求每天饮水 3 000 mL 以上，以保证每日的排尿量不少于 2 000 ml。

（4）每天摄入 25~30 g 膳食纤维。膳食纤维中的果胶可结合胆固醇，使其直接从肠道中排出，从而减少痛风性高脂血症的发生；果胶还可以延长食物在肠道中的停留时间，降低葡萄糖的吸收率，有利于改善痛风性糖尿病。

（5）低脂肪、低盐、低糖。少食或不食含饱和脂肪酸的动物脂肪、油炸食品；烹饪宜用植物油，每日摄入总量以 25 g 左右为宜；盐每日摄入量应在 6 g 以下，味精、酱油等调味品含的盐也计算在内。痛风患者每日适宜摄入的糖类为每千克体重 4~5 g，应远离饼干、巧克力等甜食。

（6）多摄入富含钾、镁的食物。钾（银耳、板栗等）在排泄过程中可使尿液在一定程度上偏碱性，从而减少尿液中尿酸的结晶，促进尿酸排出。镁（杏仁、荞麦等）可以调节尿酸代谢，有助于预防痛风，以及缓解痛风症状。

（7）适量摄入植物蛋白。蛋白质经代谢后会产生代谢废物尿酸和尿素氮等，蛋白质摄入过多，体内尿酸含量易偏高。为均衡营养，可适量摄入植物蛋白。

六、慢性胃炎患者的膳食营养

（一）慢性胃炎患者的身体特点

慢性胃炎是由不同原因导致的慢性胃黏膜炎症，具有病程长、反复发作、时轻时重的特点。一般分为慢性浅表性胃炎和慢性萎缩性胃炎。大多数平时无特殊症状，可表现为餐后上腹部不适或腹胀，有时消化不良，伴轻度恶心、反酸、嗳气。饮食因素是引发慢性胃炎的几大主因之一，如果饮食中多加调养，则病情会得到改善。

（二）慢性胃炎患者的膳食安排要求

（1）清淡易消化。选择粗纤维少的食物（大米、白面等细粮），多采用蒸、炖、煮等烹饪方法，做出的食物细、软、碎、烂，较清淡、易消化，可以减少对胃黏膜的不良刺激，有助于胃黏膜修复。

（2）注意酸碱平衡。当胃酸分泌过多时，可多吃马铃薯、竹笋、香菇及加碱馒头、面条等碱性食物，以中和胃酸；当胃酸分泌减少时，可多吃带酸味的水果、酸奶等，以刺激胃酸的分泌。

（3）注意铁的补充。为防止营养不良性贫血，可适当增加蛋白质和血红素铁含量高的食物，如瘦肉、鱼鸡肉和动物肝脏等。此外，注意补充维生素 B_{12}、维生素 B_{15} 和叶酸等，有助于铁的吸收。

（4）规律进食。按时进食，每餐七八成饱，利于肠胃保持酸碱平衡状态，避免胃黏膜受损，维持正常的消化节律。发作期少食多餐，恢复期一日三餐。

（5）避免刺激性食物。避免烈性酒、浓咖啡、浓茶、辣椒、生蒜等，同时避免过硬、过酸、过辣、过咸、过烫的食物。

【任务实践】

学龄儿童膳食营养和食物需求目标设计。

一、工作准备

记录笔、记录表、《中国居民膳食营养素参考摄入量》、《中国食物成分表（2002）》等。

二、工作程序

程序1 了解学龄儿童的性别、年龄

程序2 查询参考标准

根据学龄儿童的性别、年龄查阅《中国居民膳食营养素参考摄入量》，确定儿童每天所需要的各种营养素需要量。

例如，8岁男童，查《中国居民膳食营养素参考摄入量》表从纵向年龄找到8岁，从横向找到能量的 RNI 为 1 900 kcal，蛋白质的 RNI 为 65 g，脂肪占总能量的 25%~30%，为 475~570 kcal，等于 52~63 g。

同理，查得：钙的 AI 为 800 mg/d，碘的 RNI 为 90 μg/d，铁的 AI 为 12 mg/d，锌的 RNI 为 13.5 mg/d，维生素 A 的 RNI 为 700 μg/d，维生素 B_1 的 RNI 为 0.9 mg/d，维生素 B_2 的 RNI

为 1.0 mg/d，维生素 C 的 RNI 为 80 mg/d。

程序 3 计算三大营养素的数量

查《中国居民膳食营养素参考摄入量》知，能量为 1 900 kcal，蛋白质为 65 g，计算得知：

蛋白质占总能量的百分比：65×4=260（kcal），260 / 1 900=13.7%。

已知脂肪占总能量的百分比：25%~30%，计算实际千卡数和需要克数。

实际能量值：1 900×0.25=475（kcal）

实际克数：475 / 9=52（g）

同理得 30% 的能量时，脂肪实际数量是 63 g。

碳水化合物的计算方法可采取同脂肪一样的方式。

碳水化合物提供能量计算：1 900−260−475=1 165（kcal）。

实际克数计算：1 165 / 4=291（g）

程序 4 了解本地区营养素食物来源情况

在本地区寻找并选择有代表性的较大的农贸市场和超市，参照表 3-4（营养素主要食物来源）填写表 3-5（本地区营养素主要食物来源），了解本地区食物资源情况。

表 3-4　营养素主要食物来源

营养素名称	动物性食物	植物性食物
蛋白质	禽、畜、蛋、奶、鱼	豆类及制品、干果、谷类
脂肪	动物油脂	食用油、干果类
碳水化合物		谷类、薯类、根茎类、食用糖
维生素	动物内脏、瘦肉	绿叶蔬菜、水果、鲜豆、粗粮、酵母
矿物质	动物内脏、肉、鱼、奶类	各种蔬菜、水果、杂粮、豆类等
水	饮用水及各种饮料	

表3-5　本地区营养素主要食物来源

营养素名称	动物性食物	植物性食物
蛋白质		
脂肪		
碳水化合物		
维生素A和胡萝卜素		

续表

营养素名称	动物性食物	植物性食物
维生素B_1		
维生素B_2		
维生素C		
钙		
铁		
碘		
锌		
硒		
水		

程序5 根据三大营养素的需要计算主要食物的需要量

根据三大营养素的需要计算蛋白质、脂肪、碳水化合物及能量所需食物量，并考虑儿童的一日胃容量。例如，8岁男童每日的碳水化合物为291 g，蛋白质需要为65 g，脂肪为52~63 g。根据选择主食的碳水化合物量首先确定谷类食物需要量；根据动物性食物蛋白质的含量确定动物性食品需要量；脂肪需要则由油来调节。当然，计算中需减去确定食物所提供的蛋白质、脂肪量。

本例中男童8岁，需要碳水化合物291 g，如选用大米为主食，查看《中国食物成分表（2002）》得知，大米碳水化合物含量是77.9%，以午餐占全天能量的35%计算（1 g 碳水化合物含4 kcal 能量），则：

$$(291 \times 4 \times 35\% / 4) / 77.9\% = 130 \text{（g）}$$

如选用面粉为主食，面粉的碳水化合物含量为73.6%，面粉用量按照早餐和晚餐计算约占全天的65%，则：

$$(291 \times 4 \times 65\% / 4) / 73.6\% = 257 \text{（g）}$$

所以，8岁男童一日需要的主食大约是130 g 大米和257 g 面粉。

其他动物性食品的计算以此类推。

程序 6 写出膳食计划表（表 3-6）

表 3-6 膳食计划

营养目标	能量1 900 kcal、蛋白质65 g、脂肪52~63 g、碳水化合物291 g
食物计划	大米130 g、面粉257 g……

【任务拓展】

知识夯实

一、判断题

1. 儿童、老年人的消化功能弱，不宜多食，所以二者的膳食营养需求较为相似。（　）
2. 高纤维膳食有利于排毒养颜，对于消化病症的患者也不例外。（　）
3. 儿童、老年人、成年人皆可以只吃素食，有利于健康。（　）

二、选择题

1. 糖尿病患者膳食中最重要的特征是（　）。

A. 低盐　　　　　B. 低脂肪　　　　　C. 低胆固醇　　　　　D. 低热能

2. 下列无机盐过量摄入与高血压关系最密切的是（　）。

A. 钠　　　　　　B. 钙　　　　　　　C. 氯　　　　　　　　D. 钾

3. 下列关于胃病患者膳食特点说法错误的是（　）。

A. 少食多餐　　　B. 定时定量　　　　C. 粗纤维少　　　　　D. 刺激开胃

能力提升

1. 调查身旁人群，用思维导图汇总他们的体质特点、营养特点和膳食安排要求。
2. 结合自身经验，汇总自己寝室同学的口味特点，为自己寝室的某位同学制定一周食谱。

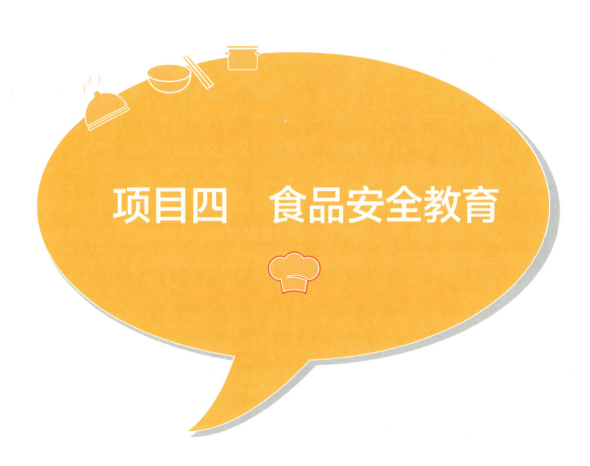

项目四　食品安全教育

项目导读

"民以食为天，食以安为先。"习近平总书记强调，各级党委和政府及有关部门要全面做好食品安全工作，坚持最严谨的标准、最严格的监管、最严厉的处罚、最严肃的问责；建设职业化检查员队伍，加强从"农田到餐桌"全过程食品安全工作，严防、严管、严控食品安全风险，保证广大人民群众吃得放心、安心。

本项目以"营养与食品安全知识咨询"岗位任务为依托，选择与公众日常生活紧密相关的食品污染及食物中毒内容，将保障食品安全内容融合在制定预防食品安全事故指导方案中，指导公众学会正确辨别、选购、食用食品，保障"舌尖上的安全"。

任务19 预防食品污染

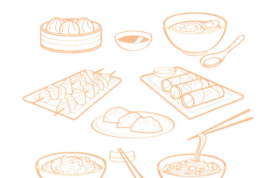

【情景案例】

2020年10月5日,黑龙江省鸡西市发生一起家庭聚餐引发中毒的事件,导致9人死亡。据了解,该家庭成员和亲属共12人参加了聚餐,家里长辈9人全部食用了酸汤子,3个年轻人因不喜欢这种口味没有食用。9位食用了酸汤子的长辈陆续出现身体不适,在医院抢救无效身亡。

致死原因查明为:米酵菌酸毒素引发食物中毒。酸汤子是用玉米水磨发酵后做成的一种粗面条,当地称之为酸汤子。经当地警方调查得知,该酸汤子食材为该家庭成员自制,且在冰箱中冷冻近1年时间。经流行病学调查和疾控中心采样检测后,在玉米面中检出高浓度米酵菌酸,在患者胃液中亦有检出,初步定性为由椰毒假单胞菌污染产生米酵菌酸引起的食物中毒事件。该菌产生的米酵菌酸是引起严重的食物中毒和死亡的主要原因,其耐热性极强,即使用100 ℃的开水煮沸或用高压锅蒸煮也不能破坏其毒性,进食后即可引起中毒,对人体的肝、肾、心、脑等重要器官均能造成严重损害。

【工作任务】

认识和预防食品污染,帮助公众了解食品污染的危害,掌握预防食品污染的措施。

【知识要点】

一、食品污染概述

食品是保证人类生命和健康的重要物质基础。食品本身不应含有有毒有害的物质。但是,人们吃的各种食品,如粮食、水果、蔬菜、鱼、肉、蛋等,在种植或饲养、生长、收割或宰杀、加工、储藏、运输、销售到食用前的各个环节中,由于环境或人为因素的作用,可能使食品受到有毒有害物质的侵袭而造成污染,使食品的营养价值和卫生质量降低。食品一旦受污染,就会危害人类的健康。防止食品污染,不仅要注意饮食卫生,还要从生产、运输、加工、储藏、销售等各个环节进行预防,这样才能从根本上解决问题。

二、食品污染的分类

根据食品主要污染物的性质不同，食品污染可分为生物性污染、化学性污染和放射性污染三大类。

（一）生物性污染

生物性污染是日常生活中比较普遍的食品污染类型，主要是指由于一些有害的微生物以及其产生的毒素、寄生虫、虫卵、有害昆虫等因素而使食品受到的污染，其中以微生物污染为主，危害较大。

1. 微生物污染

微生物体型微小，结构简单，是肉眼看不见的一类生物，对食品污染起主要作用的有细菌、真菌和病毒。例如，鸡蛋变臭，蔬菜腐烂，主要是细菌在起作用。

细菌有许多种类，芽孢杆菌、黄色杆菌、大肠杆菌、葡萄球菌等既可以直接污染食品，也能通过工具、容器、洗涤水等途径污染食品，使食品腐败变质。细菌污染的途径有以下几种：一是污染食品原料；二是在食品加工过程中污染；三是在食品储藏、运输、销售中污染。食品的细菌污染指标主要有菌落总数、大肠菌群、致病菌等几种。

真菌的种类很多，有5万多种。豆腐中的霉菌就是真菌的一种，霉菌和霉菌毒素也会污染食品，引起的危害主要有两方面：食品变质和引起中毒。毒素的毒性不同，其中毒性最强的是黄曲霉毒素。食品被这种毒素污染以后，会引起动物原发性肝癌。据调查，食物中黄曲霉素较高的地区，肝癌发病率比其他地区高几十倍。我国华东、中南地区气候温湿，黄曲霉毒素的污染比较普遍，主要污染在花生、玉米上，其次是大米等食品。霉菌污染后可使食品的食用价值降低，甚至完全不能食用，造成巨大的经济损失。

与食品污染有关的病毒主要有肝炎病毒、SAS病毒等。

2. 寄生虫及虫卵污染

污染食品的寄生虫主要有蛔虫、绦虫、囊虫、蛲虫、旋毛虫等，这些寄生虫一般都是通过病人、病畜的粪便污染水源、土壤，然后再使鱼类、水果、蔬菜等食品受到污染，或直接污染食品，人食用后会引起寄生虫病。

3. 昆虫污染

食品和粮食储藏的条件不良，缺少防虫设备时，食品很容易招致昆虫产卵，孳生各种仓库害虫。例如，粮食中的甲虫类、蛾类和螨类；肉、鱼、酱、咸菜中的蝇蛆等；枣、栗以及糕点等食品特别容易受到昆虫侵害。昆虫污染可使大量食品遭到破坏，但尚未发现受昆虫污染的食品对人体健康造成显著的危害。

（二）化学性污染

化学性污染是由农药、食品添加剂和不合格的食品包装容器等有害有毒的化学物质污染食品引起的。化学性污染是发展最快、最具特征的食品污染。

1. 农药污染

各种农药是造成食品化学性污染的一大来源。按其化学成分分为有机氯、有机磷、有机砷、有机汞、氨基甲酸酯类等类型的农药，除了可造成人体的急性中毒外，绝大多数会对人体产生慢性危害。它们在农田、果园中大量使用，是造成粮食、蔬菜、果品等食品化学性污染的主要原因。这些污染物还可以随着雨水进入水体，然后进入鱼虾体内。我国某地湖泊受到农药污染后，不少鱼的身体变形，烹调后药味浓重，被称为"药水鱼"。食用后对人体健康产生不利影响。

2. 工业有害物质污染

工业有害物质污染食品的途径主要有：①环境污染；②食品容器、包装材料和生产设备、工具的污染；③食品运输过程的污染。含铅、镉、铬、汞、硝基化合物等有害物质的工业废水、废气及废渣的排放造成环境污染，进一步污染食品。做食品包装用的塑料、纸张、金属容器中含有的有害物质等也会造成食品污染。如用废报纸、旧杂志包装食品，这些纸张中含有的多氯联苯就会通过食物进入人体，从而引起病症。

3. 食品添加剂污染

食品添加剂是为改善食品色、香、味等品质，以及为防腐和加工工艺的需要而加入的人工合成或者天然物质，其中绝大多数为化学合成物质。食品中常用的添加剂有食用色素、防腐剂、杀菌剂、抗氧化剂、甜味剂、调味剂、着色剂等，其中不少具有一定的毒性。食品在加工过程中，加入食用色素可保持鲜艳色泽，但有些人工合成色素具有毒性，长期大量摄入可能对身体产生一定毒害作用。过量服用防腐剂水杨酸，也会使人呕吐、下痢、中枢神经麻痹，甚至有死亡的危险。

（三）放射性污染

食品可吸收或吸附外来放射性核素。食品的放射性污染，主要来自放射性物质的开采、冶炼、生产及生活中的应用排放。如天然放射性物质在自然界中分布很广，它存在于矿石、土壤、天然水、大气及动植物的所有组织中，特别是鱼类、贝类等水产品对某些放射性核素有很强的富集作用，使食品中放射性核素的含量可能显著地超过周围环境中存在的该核素的放射性。放射性物质的污染主要是通过水及土壤污染农作物、水产品、饲料等，经过生物圈进入食品，并且可通过食物链转移，对人体健康造成危害。

三、食品污染的危害

食品污染对人体健康的危害表现在多个方面：一次性大量摄入被污染的食品，可引起食物中毒；长期摄入被污染的食品，有害物质也可通过食物作用于人体，表现为慢性中毒、致癌、致畸、致突变等潜在性危害；如摄入被寄生虫污染的食品，还可导致人畜共患的传染病和寄生虫病，对人体造成损害。

(一) 食物中毒

食物中毒是指患者食用的食物被细菌或细菌毒素、真菌及各种化学毒物污染，或食物存在某些天然毒素而引起的急性中毒性疾病。食物中毒和一般疾病不同，往往病情严重，发病人数多，不仅影响人们的身体健康，甚至威胁生命，造成死亡。

食物中毒主要有以下几个特点：①中毒患者在相近的时间内均食用过某种共同的中毒食品，未食用者不中毒。停止食用中毒食品后，发病很快停止。②潜伏期较短，发病急剧病程亦较短。③所有中毒患者的临床表现基本相似。④一般无人与人之间的直接传染。食物中毒一旦发生，必须及早救治，若抢救不及时往往会造成生命危险。

(二) 慢性中毒

人体长期摄入少量被有毒物质污染的食物，可对机体造成损伤，引起慢性中毒。由于污染物的种类和毒性不同，作用机制不同，因此慢性中毒的症状表现也各不相同。例如，长期食用含添加剂如色素或香料（精）的食物，短期内不易看出危害，但它可以引起呼吸系统疾病；摄入残留有机汞农药的粮食数月后，会出现周身乏力、尿汞含量增高等症状；长期摄入微量受黄曲霉毒素污染的粮食，能引起肝功能异常和肝脏组织病理变化。由于慢性中毒的原因较难发现，容易被人们忽视，所以应给予足够的重视。

(三) 致癌、致畸、致突变

许多污染物可致癌、致畸、致突变。例如，与食品有关N-亚硝基化合物、黄曲霉毒素等可致癌；甲基汞、2,4-二氯苯氧乙酸（2,4-D）、硝基二酚等可通过母体使胎儿发生畸形。某些食品污染物还具有致突变作用。突变如发生在生殖细胞，可使正常妊娠发生障碍，甚至不能受孕，造成胎儿畸形或早死。突变如发生在体细胞，可使在正常情况下不再增殖的细胞发生不正常增殖而构成癌变的基础。经常食用含亚硝胺的食物，如腌酸菜，腌制的咸肉、咸鱼等，与胃癌的发生有关；经常食用被黄曲霉毒素污染的霉玉米、霉花生等，可引起原发性肝癌。

(四) 传染病

食品被致病菌、病毒污染可致各种肠道传染病，如痢疾、肝炎、霍乱、伤寒等以及各种人畜共患传染病，如布氏菌病、炭疽、牛型结核病等。肠道传染病在夏秋季节高发，大多数肠道传染病发病会有恶心、呕吐、腹痛、腹泻、食欲不振等胃肠道症状，有些伴有发热、头痛、肢体疼痛、全身中毒症状，若治疗不及时，可引起严重的并发症，甚至导致死亡。人畜共患传染病是人类与人类饲养的畜禽之间自然传播的疾病和感染疾病，人一旦感染，轻者损害健康，重者危及生命。据大量调研证明，新出现的各种感染性热病，越来越呈现出"人禽共患""人畜共患"的关系。

(五) 寄生虫病

人体食用被寄生虫和虫卵污染的食品，可引起各种寄生虫病，如蛔虫病、绦虫病、肺吸虫病等。寄生虫病发病主要取决于侵入体内的寄生虫数量和毒力以及人体的免疫力。侵入的虫体数量越多、毒力越强，发病的机会就越多，病情也越重。人体的抵抗力越强，感染后发病的机会就越少，即使发病，病情也较轻。寄生虫病发病的过程是人体与虫体相互斗争的结果。虫体可对人体组织引起机械性的损伤，虫体分泌的毒素或酶也可引起组织坏死。常见症状有腹痛、腹泻、发热、贫血、瘙痒等。饮食不洁、体质偏弱是人体寄生虫发病的主要因素，所以饮食一定要注意卫生。

知识拓展

从感官上辨别腐败变质的食品

所谓感官鉴定，是以人的视觉、嗅觉、触觉、味觉来查验食品初期腐败变质的一种简单而有效的方法。

食品是否腐败变质可以从以下几个方面去辨别：①色泽变化。微生物繁殖引起食品腐败变质时，食品色泽经常会出现黄色、紫色、褐色、橙色、红色和黑色的片状斑点或全部变色。②气味变化。食品腐败变质会产生异味，如霉味臭、醋味臭、胺臭、粪臭、硫化氢臭、酯臭等。③口味变化。微生物造成食品腐败变质时也常引起食品口味的变化。而口味改变中比较容易分辨的是酸味和苦味，如番茄制品，微生物造成酸败时，酸味稍有增高；牛奶被假单孢菌污染后会产生苦味。④组织状态变化。固体食品变质，可使组织细胞破坏，造成细胞内容物外溢，食品变形、软化；鱼肉类食品变质会变得松弛、弹性差，有时组织体表出现发黏等现象；粉碎后加工制成的食品，如糕点、乳粉、果酱等变质后常变得黏稠、结块、表面变形、潮润或发黏；液态食品变质后会出现浑浊、沉淀、表面出现浮膜、变稠等现象；变质的鲜乳可出现凝块、乳清析出、变稠等现象，有时还会产生气体。

四、食品污染的预防

食品污染的预防措施主要有：

（1）大力开展防止食品污染的卫生宣传教育，使人们懂得食品污染的危害，自觉地做好预防食品污染的工作。

（2）食品生产经营单位要全面贯彻执行食品卫生法律和国家卫生标准，凡不符合卫生标准的食品，应找出污染原因并及时进行处理。

（3）食品卫生监督机构要加强食品卫生监督，把住食品生产、出厂、出售、出口、进口等卫生质量关。

（4）加强对食品包装材料和容器的卫生管理，执行食品运输和储藏的卫生管理条例，确保食品在运输和储藏过程中不受污染和受潮、霉变或变质。

（5）加强农药管理，应采用高效、低毒、低残留的化学农药或其他防治方法，以取代高残毒的农药，减少对环境的污染和在生物体内的滞留。

【任务实践】

家庭食品污染调查判断。

一、工作准备

了解家庭食品污染的相关知识和标准。

二、工作程序

程序1 调查家庭饮食状况

个人和家庭饮食习惯、食材的来源、储藏方法和烹调加工方式等。

程序2 调查家庭食品容器和包装材料

（1）塑料袋和保鲜膜材料是否安全、无害？
（2）金属和玻璃容器材料是否符合国家标准？
（3）各类包装食品是否按要求分类存放，并符合保证食品安全所需的温度等特殊要求？

程序3 调查食品用具清洗、消毒情况

（1）蔬菜水果是否充分清洗？
（2）食品用具是否定期清洗、消毒？
（3）食品冷藏、冷冻工具是否定期保洁、消毒？

程序4 调查食物处理方式

（1）食材是否冷藏？
（2）生熟案板、刀具是否分开？
（3）是否对食物进行腌渍和发酵处理？
（4）剩余食物是否冷藏保存和在食用前加热？

程序5 家庭食品污染的判断

根据调查情况，依据食品污染相关知识和标准，对家庭食品污染情况做出正确判断。

【任务拓展】

知识夯实

一、判断题

1. 生物性污染是日常生活中常见的污染类型，其中以寄生虫污染为主。（　　）

2. 化学性污染是发展最快、最具特征的食品污染。（ ）

3. 生活中尽量选择天然的食物，能减少食品添加剂的污染。（ ）

二、选择题

1. 放射性污染主要存在于（ ）中。

A. 矿石　　　　　B. 土壤　　　　　C. 天然气　　　　　D. 大气

2. 下列属于食品中毒特点的是（ ）。

A. 中毒患者在相近的时间内均食用过某种共同的中毒食品，未食用者不中毒。停止食用中毒食品后，发病很快停止

B. 潜伏期较短

C. 发病急剧，病程亦较短

D. 一般无人与人之间的直接传染

3. 人体寄生虫发病的主要因素是（ ）。

A. 牛型结核病　　　B. 体质偏弱　　　C. 霍乱　　　　　D. 饮食不洁

能力提升

1. 关爱家人，判断家庭食品污染情况并写出解决方案。

2. 服务师生，调查学校食堂的食品污染隐患并形成预案。

任务20 预防食物中毒

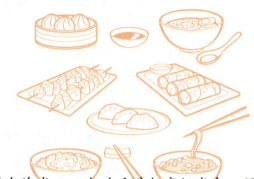

【情景案例】

2020年5月,广东东莞一位34岁女子,将木耳浸水泡发5~6小时后进行烹饪煮食,隔天继续食用剩余的木耳,然后出现腹痛。

黑木耳营养丰富,为何会出现腹痛呢?据了解,该女子是将黑木耳浸水泡发后煮食,但当天并没有吃完,第二天继续食用后,随即出现了恶心、干呕、拉黑便等症状。经过一系列检查后确定是木耳中毒(米酵菌酸中毒),毒素堆积肝脏,引起急性肝功能衰竭,最终抢救无效死亡。

(案例来源:搜狐新闻)

【工作任务】

指导公众掌握预防食物中毒的方法。

【知识要点】

一、食物中毒概念及特点

食物中毒是指进食了被细菌及其毒素污染的食物,或进食了含有毒性化学性质的食物,或由食物本身的毒素而引发的急性中毒性疾病。

引起食物中毒的病因虽各有不同,但发病具有很多共同特点。

(一)共同的致病性食物

发病者一般多见于集体餐厅、饮食服务场所和家庭中,都是食用了同一种或在同一环境下加工的食物,爆发时有群体性。

(二)潜伏期短,发病急

一般10分钟或10个小时左右就会发病,且短时间内爆发达到高峰。

(三)症状相同或相似

大部分食物中毒者表现出胃肠炎的症状,如恶心、呕吐、腹痛、腹泻等。

(四)有明显的季节性

食物中毒绝大部分集中在7、8、9月,也就是夏秋季节。

二、食物中毒的分类及预防

参照病原学，食物中毒可以分为以下几种。

（一）细菌性食物中毒

细菌性食物中毒是最常见的一种，是由于食用了被细菌或毒素污染的食物而引起的。夏秋季节，由于气温高、湿度大，导致细菌繁殖较快，这一时期最容易引发细菌性食物中毒。动物性食品和植物性食品都可能引发细菌性食物中毒。

1. 沙门氏菌食物中毒

沙门氏菌一般是由动物性食物引起的。沙门氏菌存在于动物肠道内，当动物患病或受伤导致抵抗力下降时，沙门氏菌就会通过淋巴管进入血液，尤其是病死的动物体内含有大量的沙门氏菌，危害性更大。另外，食物在储藏、运输、加工、销售等环节中，也可能受到污染。

食用被感染的食物后一般12~36个小时出现症状，主要表现为呕吐、腹泻、腹痛、高烧等，病程持续3~4天。

预防措施：

（1）注意饮食卫生。

①严禁食用因病致死的畜禽肉以及内脏，不喝生水；

②动物性食物如肉类及其制品，应生熟分开存放，加工时也应分开案板；

③暂不加工的生肉类要立即低温保存，熟肉要在10℃以下的环境中保存；

④畜禽肉以及蛋类一定要煮熟、煮透方可食用。

（2）加强食品卫生管理。

①注意对屠宰场、肉类运输、食品厂、厨房等环境的卫生检疫及饮水消毒管理；

②做好厨房排污水系统，应防蝇、灭蟑螂、灭鼠，杜绝污染源；

③注意保持厨房环境卫生，集体餐饮场所还应健全和执行饮食卫生管理制度；

④集体餐饮工作人员应持有健康证，并注意个人卫生。

2. 葡萄球菌肠毒素中毒

葡萄球菌广泛存在于自然界，在人的皮肤、鼻咽部以及化脓疮口等部位也都有大量的葡萄球菌。该菌为革兰阳性球菌，它的特点是不耐热，但耐干燥和低温，最适合的繁殖温度是37℃，在特定条件下会产生肠毒素，其中A型肠毒素毒力最强，大多数食物中毒都是由它引起的。A型肠毒素耐热性强，一般烹调方法并不能将它破坏，在100℃的高温下经过2小时方可破坏。

葡萄球菌肠毒素中毒食品主要为奶及奶制品、蛋类、熟肉类，其次为含有奶制品的冷冻食品。被葡萄球菌污染的食物在较高温度下保存时间过长，再经消化道进入人体后，就会引起食物中毒。这种中毒的潜伏期比较短，一般在2~5小时以内。起病急，病程短，伴有恶心、呕吐、腹痛和腹泻，以呕吐最为明显。体温大多正常，一般可迅速恢复，死亡率低。

预防措施：

（1）定期对食品加工人员、饮食从业人员进行健康检查，对患有疥疮、手指化脓、上呼吸道感染等患者，应调换工作岗位，防止带菌人群对食物造成污染。

（2）定期对奶牛进行检查，如患有化脓性乳腺炎的奶牛应停止挤奶，健康的牛奶最好迅速冷却，防止高温下细菌繁殖。

（3）容易变质的食品，应及时冷藏或在阴凉通风处储藏。

（4）剩饭菜的保存时间尽量控制在4小时以内，再次食用前应充分加热。

3. 致病性大肠杆菌食物中毒

大肠杆菌主要存在于人或动物的肠道内，大部分大肠杆菌不具有致病性，但少数致病性菌株在污染食物后，大量繁殖，就会引起食物中毒。肠产毒素性大肠杆菌主要引发急性胃肠炎，潜伏期一般为10~24小时，主要表现为食欲不振、腹泻、呕吐、发热。肠侵袭性大肠杆菌主要引发急性细菌性痢疾，主要表现为腹痛、腹泻、便血、高烧。

食品加工场所卫生状况差或厨房用品、食物被高度污染，最容易引发致病性大肠杆菌食物中毒。

预防措施：

（1）保持加工环境、厨房用具清洁。

（2）选择安全、符合国家标准的饮用水和原材料。

（3）生熟分开，防止交叉感染。

（4）食物应完全做熟，不吃生食。

（5）在安全温度下保存食品，防止细菌繁殖。

4. 副溶血性弧菌食物中毒

副溶血性弧菌是常见的食物中毒病原菌，在细菌性食物中毒中占有相当大的比率，广泛生存于海水和海鲜类食物中。因此，海产品最容易引起中毒，其中主要以墨鱼、虾、贝类居多，其次为咸菜、熟肉类、家禽、蛋类。中毒原因主要是加工时没有煮熟、煮透或者做熟以后被污染。

通常在进食后10小时左右发病，主要表现为上腹部阵发性绞痛、腹泻、恶心、呕吐，腹泻轻者为水样便，重者为黏液便或便血，少数严重者会引发休克、昏迷甚至死亡。

预防措施：

（1）加工海产品前要将其充分清洗干净，使用的各种器具必须严格清洗、高温消毒。

（2）副溶血性弧菌在80 ℃的高温下1分钟即可杀死，所以加工时一定要煮熟、煮透。

（3）加工过程中注意生熟分开，防止交叉感染。

（4）熟制品尽量在4小时以内食用完，或及时冷藏保存。

5. 肉毒梭菌毒素食物中毒

肉毒梭菌食物中毒是由肉毒梭菌产生的外毒素（肉毒毒素）所引起的，肉毒毒素是一种强烈的神经毒素，毒性比氰化钾还高出1万倍，仅1 mg就可以杀死2亿只小白鼠，仅0.01 mg就可以使成年人致命。潜伏期数时或数天，主要表现为神经麻痹，如头晕、无力，同时伴有视物模糊、眼睑下垂、咽喉阻塞感、饮食发呛、吞咽困难、呼吸困难、头颈无力等，病死率较高。

肉毒梭菌广泛存在于土壤、尘埃以及动物的粪便中，因此粮谷类食物非常容易受感染。肉毒梭菌是严格厌氧菌，遇到氧气就无法生存，豆类发酵制品或罐头类，如臭豆腐、豆瓣酱、甜面酱、豆豉、火腿罐头等密封性食物，最容易引发肉毒梭菌毒素食物中毒。

预防措施：

（1）加工前要对食品原料进行充分清洗，避免用手直接接触粘有泥土或粪便的食物。

（2）对可疑食品进行彻底加热，80 ℃以上需加热30分钟，100 ℃需加热10~20分钟。

（3）选购熟制品时，应注意外包装是否完好，是否在保质期内。

（二）有毒动植物食物中毒

有毒动植物食物中毒是指误食了有毒动植物或因食用方法不当而引起的食物中毒。

1. 河豚中毒

河豚也被称为"鲀"，它的味道鲜美，营养丰富，但体内却含有剧毒。河豚的含毒量随不同季节和不同部位而有所差异，毒素主要分布在卵巢和肝脏中，为剧毒，其次为肾脏、血液、眼睛、鳃和皮肤。河豚死亡后，内脏中的毒素会随着血液逐渐渗入肌肉中，导致原本没有毒的肌肉也有毒。在产卵期内，卵巢的毒性最强。

河豚毒素的潜伏期一般在10分钟到3小时，发病急，且剧烈，几分钟就会出现手指、口唇、舌头等部位的刺痛感，随即表现出恶心、呕吐、腹泻、畏寒、肢端麻痹等症状，逐渐会发展到全身麻痹，严重者呼吸困难，甚至会因呼吸衰竭而死亡。发病率和死亡率较高，死亡率高达50%，且目前尚无特效解毒剂。

2. 毒蕈中毒

蕈类又称毒蘑菇，蕈类一般有食用类、条件可食类（经过加热、水洗、晾晒之后方可食用）和毒蕈3种。我国可食蕈共有300余种，毒蕈有80多种，含剧毒的有10多种，部分毒蕈如图4-1所示。夏秋季雨水丰厚，蕈类生长迅速，如果缺乏辨识经验，误食了毒蕈，就会引发毒蕈中毒。

毒蕈中毒素成分比较复杂，多耐热。一种毒蕈可能会含有多种毒素，一种毒素也可能存在于多种毒蕈中，根据毒素成分，可以分为胃肠毒素、神经毒素、溶血毒素、原肝毒素，每种毒素所引发的中毒症状各不相同，严重者可致死。

关于毒蕈的辨别，民间流传着许多谣言，比如颜色鲜艳的有毒，颜色朴素的无毒；生长在阴暗潮湿环境中的有毒，生长在干净的草地上或松树下的无毒；有昆虫取食痕迹的无毒；等等。这些辨识方法都是不科学的，毒蕈的种类众多，因生长环境不同，表现出的性状也会有所不同,不能单纯地用所谓的经验进行判断。有些毒蕈和食用蕈从外观上看并没有明显区别,对没有识别蕈类经验的人,切记不要擅自采摘野生蘑菇食用。

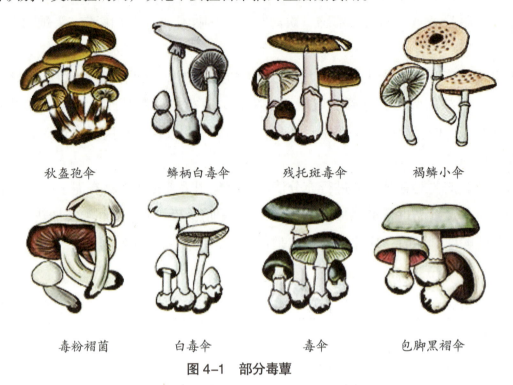

图 4-1　部分毒蕈

3. 木薯中毒

木薯又被称为树薯、臭薯,颜色较深,表皮粗糙,生长在我国的广东、海南、江西、湖南等地,经常被作为主要的杂粮食物之一,如图 4-2 所示。

木薯的块根内含有丰富的淀粉,并含有蛋白质、脂肪及维生素等。在根、茎、叶中均含有亚麻苦苷,被人食用之后,结过胃酸的水解后会产生游离氢氰酸,氢氰酸被人体吸收后,氰离子与铁结合,使细胞色素氧化酶失去活性,导致组织细胞窒息中毒,其中木薯内皮中的氰化物含量最多,毒性最大。中毒者潜伏期一般为 2~3 个小时,主要表现为恶心、呕吐、腹痛、腹泻等,严重者还会抽搐、缺氧、呼吸麻痹,最终死亡。

木薯淀粉经常用于加工食品,奶茶中的珍珠就是用木薯粉制成的。食用木薯时,可以先去皮后用清水完全浸泡,彻底漂洗,在烹制时要打开锅盖,让氢氰酸充分挥发。

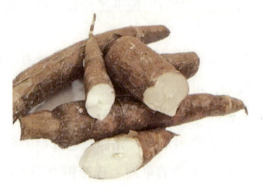

图 4-2　木薯

4. 马铃薯中毒

马铃薯是人们餐桌上常见的食物之一，也被称为土豆、洋山芋。马铃薯中含有龙葵碱，具有腐蚀性和溶血性，成熟马铃薯中所含的龙葵碱很少，一般不会引起中毒。受阳光照射、空气潮湿、气温升高等因素影响，马铃薯发芽或发绿后，每 100 g 马铃薯所含的龙葵碱含量高达 500 mg，尤其是发芽部位的毒素含量最高，人在进食后就容易引起中毒。主要表现为咽喉发痒、胸口发热、胃部灼痛、恶心呕吐等，严重者会引起肠源性青紫症，大部分会因呼吸中枢麻痹导致死亡。

在选购马铃薯时，应该注意观察其颜色，有无发芽现象，并将其保存在干燥、阴凉处；少量发芽的马铃薯可以将发芽部位及周边挖掉，浸泡半小时后再彻底煮熟食用，浸泡的水和汤汁不可饮用。

（三）化学性食物中毒

化学性食物中毒是指摄入了含有大量化学性有害物质的食物后出现的全身急性中毒现象。引发化学性食物中毒的主要原因有食物被某些金属、金属化合物、亚硝酸盐、农药等污染，也有的是因误食而引发的。大多数引起食物中毒的化学物质在人体内溶解度较高，很快就会被胃肠道或口腔黏膜吸收，因此，这种中毒具有潜伏期短、发病快、病死率高的特点。

1. 铅中毒

铅中毒可以分为急性铅中毒和慢性铅中毒。急性铅中毒主要是因为短时间内接触了大剂量的铅，比如误食或误吸。日常生活中经常发生的是慢性铅中毒——由铅的累计吸收而导致的慢性疾病，比如，生活在公路或工厂周围，长期吸入含铅的毒气；经常大量食用松花蛋、爆米花等含铅量较高的食物等。

铅中毒会引起人体一系列生理、生化指标的变化，影响中枢神经系统、消化系统、心脏和肾的功能，儿童和孕妇最容易受铅的影响。铅中毒的儿童会产生持久性的行为和认知方面的问题，主要表现为暴躁易怒、缺乏食欲、性格改变等。铅中毒引发的疾病中，脑病是最严重的，不仅会出现恶心、呕吐、高热、抽搐、嗜睡、精神障碍、昏迷等症状，更严重的还会出现脑膜炎、脑水肿、精神病或局部脑损害等综合征。

生活中要注意不吃或少吃含铅食品，如咸鱼、松花蛋、膨化食品、罐装饮料、爆米花等，以及容易被铅尘污染的食物。家庭中要注意晨间饮水时应先排出管道内的隔夜水，避免饮用在含铅管道内存放时间过长的水。孕妇最好不要使用化妆品、染发剂，以免造成新生儿血铅超标。

2. 甲醇中毒

甲醇是一种用于制作塑料和胶片的化学原料，无色，易挥发，易溶于水。甲醇对人体的毒性主要是由甲醇及代谢过程中产生的甲醛和甲酸引起的，甲醇具有神经毒性，对神经有损害，进而出现神经系统的症状。甲酸对视神经和视乳头会产生非常严重的损害，严重者可能会导致失明。

甲醇中毒最常见的原因是饮用了用甲醇或含大量甲醇的工业酒精勾兑的假酒，或者是在酿酒加工过程中操作不当导致酒中甲醇含量严重超标。甲醇中毒的潜伏期有6~36小时，早期症状一般是头昏、头痛、乏力、视力模糊，与醉酒症状相似，很多人因此未能及时治疗。消费者一定要注意从正规渠道购买酒品，商品标识不全或不清的酒品不要购买。

3. 亚硝酸盐中毒

亚硝酸盐中毒是指食用了亚硝酸盐含量较高的腌制肉、泡菜、变质蔬菜而引发的中毒，或者是误将工业亚硝酸盐作为食盐食用而引起的，也可见于饮用含有亚硝酸盐或硝酸盐的苦井水、蒸锅水后。

肉制品加工，是亚硝酸盐使用最多的地方，一般用于肉制品的发色剂。新鲜的叶菜，如菠菜、芹菜、韭菜、生菜中也都含有硝酸盐，正常食用并不会引发中毒，但如果做熟后存放时间过长，或是腐烂变质后，亚硝酸盐的含量会明显增高，腌菜中也含有大量的亚硝酸盐，一般在腌制后的7~8天，含量最高。

因食用不当引发的亚硝酸盐中毒，潜伏期一般为1~3小时，误食纯亚硝酸盐引发的中毒，潜伏期一般为10~15分钟。主要表现为恶心、呕吐、腹痛、腹泻、头晕、乏力、口唇、指甲及全身皮肤青紫等，严重者会出现心率减慢、昏迷、惊厥，常因呼吸循环系统衰竭而死亡。

购买蔬菜时要观察是否新鲜，禁食腐烂变质的蔬菜，不要在某一段时间内大量食用含硝酸盐较多的蔬菜。腌制菜最好等待15~20天以上再食用，此时的亚硝酸盐含量会降到最低值。减少食用加工肉制品，食品加工企业在加工肉制品时，硝酸盐和亚硝酸盐的用量要严格按照国家卫生标准。不要饮用苦井水，或用其做饭。

（四）真菌毒素食物中毒

真菌毒素食物中毒是由进食了被大量霉菌毒素污染的食物引起的。发霉的花生、玉米、小麦、大豆、植物秸秆等是引起真菌毒素食物中毒的常见食料。大多数真菌毒素，如曲霉素、青霉菌、黑斑病菌等都不容易被高温破坏，所以被真菌污染的食物经高温蒸煮后，仍然会出现中毒现象。

不同真菌所引发的食物中毒症状各有不同。变质的花生、玉米以及油料中会产生大量的黄曲霉素，主要会对肝肾造成损害，出现食欲低下，黄疸，严重者一周左右死亡；食用了霉变甘蔗而引发的食物中毒，在我国淮河以北地区较为多见，一般食用后15分钟到8小时内发病，轻者出现胃肠道功能紊乱、神经系统症状，重者出现抽搐、昏迷以及神经系统后遗症。

五谷杂粮及其制品应注意在干燥、低温的环境下储藏，但不宜积压过久；发酵食品如豆瓣酱、臭豆腐、酱油、啤酒等应妥善保存，以免食物被真菌污染，已经发生变质或过期的食品，不可食用；一次性未能食用完的食品，应密封冷藏，并在短时间内食用完毕。

知识拓展

食物相克的谣言

黄瓜和番茄同食会损失维生素C，菠菜与豆腐同食易患结石症，柿子和螃蟹一起吃会腹泻，吃海鲜时不能喝啤酒……近年来，关于食物相克的说法数不胜数，由此衍生的各种相关书籍也跻身畅销书之列。事实上，食物相克可以说是我国历史上流传最久的食品谣言。

食物相克可以追溯到中医的理论——食物相反，中医讲究阴阳五行，相生相克，在《食疗本草》《本草纲目》等古籍中都有大量的食物不能同食的记载，例如《本草纲目》中就记载了180对不能同时食用的食物。这是因为古人对营养知识缺乏了解，所以将其归咎于食物相克。

早在1935年，我国科学家、中国营养学会创始人郑集教授，就对民间广为流传的"相克"食物进行了动物和人体实验，结果显示并无异常，他本人也是我国最长寿的科学家之一，活了110岁。2008—2009年，兰州大学、哈尔滨医科大学招募了100名志愿者，针对食物相克进行了实验，同样未发现异常。

那么，为什么有的人食用会出现身体不适的状况呢？这往往是由食物不干净、食用方式不当、过敏体质等个人原因引起的。如啤酒、海鲜同食会引发痛风，其实这是因为二者本身都是高嘌呤食物，无论哪种食物单独食用过多都会引发痛风。不仅如此，经常食用动物内脏、大豆，同样会增加血液尿酸浓度。

【任务实践】

食物中毒调查分析。

一、工作准备

（1）熟知常见食物中毒的类型，不同类型的发病原因及主要症状。
（2）收集有关食物中毒的案例。

二、工作程序

程序1 询问主要病症

通过询问，了解患者的主要症状表现，最早发病时间，有无其他病史，周围是否有相似症状的人群等。

程序 2 询问近期饮食情况

询问发病前一天及发病当天，三餐的饮食情况，并确定共同食用人群。

程序 3 分析可疑餐饮和可疑食物

通过共同食用人群和共同饮食品种，初步分析可疑餐饮和可疑食物。

程序 4 判定引发中毒的食物

通过进食食物，结合常见食物中毒的症状以及医院检验结果，判定最有可能引发中毒的食物。判断食物中毒的四条标准：

（1）短时间内大量出现相同症状的病人。

（2）有共同的进食史。

（3）未食用这种食物时不发病。

（4）停止供应这种食物后中毒症状不再出现。

【任务拓展】

知识夯实

一、判断题

1. 副溶血性弧菌主要存在于各种肉类及海鲜产品中。（　）
2. 毒蕈中毒一般发生于夏秋季蘑菇生长旺盛的季节。（　）
3. 各种原因引起的食物中毒几乎都会出现呕吐、腹痛的症状。（　）

二、选择题

1. 木薯的（　）部位含有的氰化物最多。

A. 薯肉　　　　　　　B. 薯心　　　　　　　C. 内皮

2. 以下食物中亚硝酸盐含量最高的是（　）。

A. 腌制 7~8 天的腌菜　　B. 新鲜蔬菜　　C. 烹调后的熟菜

3. 发酵性食物，如臭豆腐、豆瓣酱中最容易产生的毒素是（　）。

A. 大肠杆菌　　　　　B. 肉毒梭菌　　　　　C. 沙门氏菌

能力提升

2021 年 8 月，在韩国京畿道高阳市的一家紫菜包饭餐厅发生了一起集体食物中毒事件，患者大多出现了呕吐、高烧、腹泻等症状，一名女性紧急送医后不幸死亡。而该事件并非个例，在此之前，北邻首尔的城南市一家紫菜包饭连锁店也曾爆发多达 276 人的大规模集体食物中毒，约 40 人住院治疗。紫菜包饭是韩国人最常吃的平价食品之一，请运用所学知识从食品原材料、制作工艺等方面具体分析引发此次食物中毒事件的原因，并提出预防方法。

任务21　保障食品安全

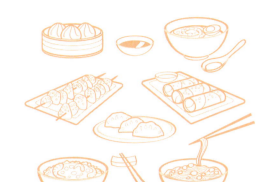

【情景案例】

国家市场监督管理总局通报了2019年食品相关产品质量国家监督抽查情况。通报称，2019年下半年，全国市场监管系统共完成并公布3673579批次食品（含保健食品和食品添加剂）样品监督抽检结果，按照食品安全国家标准检验3591644批次合格，81935批次不合格，总体不合格率为2.2%，比2018年同期下降0.2个百分点。粮食加工品、肉制品、蛋制品、乳制品、油脂及其制品等5类食品，抽检不合格率分别为0.9%、1.4%、0.4%、0.3%、1.4%，均低于总体不合格率。

从检出的不合格项目类别看，主要是农兽药残留超标、微生物污染、超范围超限量使用食品添加剂问题，分别占检出不合格项次总数的31.9%、24.2%、19.9%；质量指标不达标问题，占检出不合格项次总数的6.7%；重金属等元素污染问题，占检出不合格项次总数的4.1%；检出非食用物质问题，占检出不合格项次总数的3.4%；生物毒素污染问题，占检出不合格项次总数的1.0%。

针对检出的不合格样品，各地市场监管部门已督促企业下架、召回，严格控制同批次产品风险，并对违法违规企业立案调查、依法处置。

（案例来源：中国食品安全网）

食品安全关系到千家万户，是百姓关切的大事。近年来，食品安全问题屡屡发生，那么怎样才能让百姓吃得安全、吃得放心呢？

【工作任务】

认识食品安全的重要性，学会运用相关法律政策和规章制度，帮助公众坚守食品安全底线，保障"舌尖上的安全"。

【知识要点】

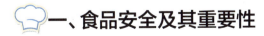

一、食品安全及其重要性

食品安全指食品无毒、无害，符合应当有的营养要求，对人体健康不造成任何急性、亚急性或者慢性危害。确保食品安全，要求食品（食物）的种植、养殖、加工、包装、储藏、运输、销售、消费等活动符合国家强制标准和要求，不存在可能损害或威胁人体健康的有毒有害物质以导致消费者病亡或者危及消费者及其后代的隐患。

"民以食为天，食以安为先。"食品安全是重大的基本民生问题，既关系到人民的身体健康和生命安全，也关系到国家的稳定和发展，具有非常重要的意义。

二、食品安全标准的内容要求

《中华人民共和国食品安全法》第二十六条规定食品安全标准应当包括下列内容：

（1）食品、食品添加剂、食品相关产品的致病性微生物，农药残留、兽药残留、重金属、污染物质以及其他危害人体健康物质的限量规定。

（2）食品添加剂的品种、使用范围、用量。

（3）专供婴幼儿和其他特定人群的主辅食品的营养成分要求。

（4）对与卫生、营养等食品安全要求有关的标签、标识、说明书的要求。

（5）食品生产经营过程的卫生要求。

（6）与食品安全有关的质量要求。

（7）与食品安全有关的食品检验方法与规程。

（8）其他需要制定为食品安全标准的内容。

三、食品安全相关政策和法规

（一）《中华人民共和国食品安全法》

《中华人民共和国食品安全法》是为保证食品安全，保障公众身体健康和生命安全制定的，2015年4月24日第十二届全国人民代表大会常务委员会第十四次会议修订通过，自2015年10月1日起施行。现行《中华人民共和国食品安全法》于2021年4月29日第二次修正。

（二）《中华人民共和国农产品质量安全法》（2018年修正）

《中华人民共和国农产品质量安全法》是为保障农产品质量安全，维护公众健康，促进农业和农村经济发展制定的，自2018年10月26日起施行。

（三）《餐饮服务食品安全操作规范》

《餐饮服务食品安全操作规范》内容涉及餐饮服务场所、食品处理、清洁操作、餐用具保洁以及外卖配送等餐饮服务各个环节的标准和基本规范，是2018年7月由国家市场监管总局发布的，于2018年10月1日起施行。

（四）《餐饮服务许可管理办法》

《餐饮服务许可管理办法》是为规范餐饮服务许可工作，加强餐饮服务监督管理，维护正常的餐饮服务秩序，保护消费者健康制定的，于2010年5月1日起施行。

（五）《中华人民共和国食品安全法实施条例》

《中华人民共和国食品安全法实施条例》已经于 2019 年 3 月 26 日国务院第四十二次常务会议修订通过，自 2019 年 12 月 1 日起施行。

四、食品安全管理制度

（一）索证索票制度

（1）严格审验供货商（包括销售商或者直接供货的生产者）的许可证和食品合格的证明文件。

（2）对购入的食品，索取并仔细查验供货商的营业执照、生产许可证或者流通许可证、标注通过有关质量认证食品的相关质量认证证书、进口食品的有效商检证明、国家规定应当经过检验检疫食品的检验检疫合格证明。上述相关证明文件应当在有效期内首次购入该种食品时索验。

（3）购入食品时，索取供货商出具的正式销售发票；或者按照国家相关规定索取有供货商盖章或者签名的销售凭证，并留具真实地址和联系方式；销售凭证应当记明食品名称、规格、数量、单价、金额、销货日期等内容。

（4）索取和查验的营业执照（身份证明）、生产许可证、流通许可证、质量认证证书、商检证明、检验检疫合格证明、质量检验合格报告和销售发票（凭证）应当按供货商名称或者食品种类整理建档备查，相关档案应当妥善保管，保管期限自该种食品购入之日起不少于 2 年。

（二）查验记录制度

（1）每次购入食品，如实记录食品的名称、规格、数量、生产批号、保质期、供货者名称及联系方式、进货日期等内容。

（2）采取账簿登记、单据粘贴建档等多种方式建立进货台账。食品进货台账应当妥善保存，保存期限自该种食品购入之日起不少于 2 年。

（3）食品安全管理人员定期查阅进货台账和检查食品的保存与质量状况，对即将到保质期的食品，应当在进货台账中做出醒目标注，并将食品集中陈列或者向消费者做出醒目提示；对超过保质期或者腐败、变质、质量不合格等食品，应当立即停止销售，撤下柜台销毁或者报告工商行政管理机关依法处理，食品的处理情况应当在进货台账中如实记录。

（三）库房管理制度

（1）食品与非食品应分库存放，不得与洗化用品、日杂用品等混放。

（2）食品仓库实行专用并设有防鼠、防蝇、防潮、防霉、通风的设施及措施，并运转正常。

（3）食品应分类、分架、隔墙隔地存放。各类食品有明显标志，有异味或易吸潮的食品应密封保存或分库存放，易腐食品要及时冷藏、冷冻保存。

（4）储藏散装食品的，应在散装食品的容器、外包装上标明食品的名称、生产日期、保质期、生产经营者名称及联系方式等内容。

（5）建立仓库进出库专人验收登记制度，做到勤进勤出，先进先出，定期清仓检查，防止食品过期、变质、霉变、生虫，及时清理不符合食品安全要求的食品。

（6）食品仓库应经常开窗通风，定期清扫，保持干燥和整洁。

（7）工作人员应穿戴整洁的工作衣帽，保持个人卫生。

（四）销售卫生制度

（1）食品销售工作人员必须穿戴整洁的工作衣帽，洗手消毒后上岗，销售过程中禁止挠头、咳嗽，打喷嚏用纸巾捂口。

（2）销售直接入口的食品必须有完整的包装或用防尘容器盛放，使用无毒、清洁的售货工具。

（3）食品销售应有专柜，要有防尘、防蝇、防污染设施。

（4）销售的预包装及散装食品应标明厂名、厂址、品名、生产日期和保存期限（或保质期）等。

（五）展示卫生制度

（1）展示食品的货架必须在展示食品前进行清洁、消毒。

（2）展示食品必须生、熟分离，避免食品交叉感染。

（3）展示直接入口食品必须使用无毒、清洁的容器，保持食品新鲜卫生，不得超出保质期。

（4）展示柜的玻璃、销售用具、架子、灯罩、价格牌不得直接接触食品，展示的食品不得直接散放在货架上。

（5）展示食品的销售人员必须持有有效健康证明上岗，穿戴整洁的工作衣帽。

（六）健康检查制度

（1）食品经营人员必须每年进行健康检查，取得健康证明后方可参加工作，不得超期使用健康证明。

（2）食品安全管理人员负责组织本单位从业人员的健康检查工作，建立从业人员卫生档案。

（3）患有痢疾、伤寒、病毒性肝炎等消化道传染病的人员，以及患有活动性肺结核、化脓性或者渗出性皮肤病等有碍食品安全的疾病的人员，不得从事接触直接入口食品的工作。

（七）安全知识培训

（1）认真制订培训计划，定期组织管理人员、从业人员参加食品安全知识、职业道德和法律、法规的培训以及操作技能培训。

（2）新参加工作的人员包括实习工、实习生必须经过培训、考试合格后方可上岗。

（3）建立从业人员食品安全知识培训档案，将培训时间、培训内容、考核结果记录归档，以备查验。

（八）用具清洗消毒

（1）食品用具、容器、包装材料应当安全、无害，保持清洁，防止食品污染，并符合保证食品安全所需的温度等特殊要求。

（2）食品用具要定期清洗、消毒。

（3）食品用具要有专人保管、不混用不乱用。

（4）食品冷藏、冷冻工具应定期保洁、洗刷、消毒，专人负责、专人管理。

（5）食品用具清洗、消毒应定期检查、不定期抽查，对不符合食品安全标准要求的用具及时更换。

（九）卫生检查制度

（1）制订定期或不定期卫生检查计划，将全面检查与抽查、问查相结合，主要检查各项制度的贯彻落实情况。

（2）卫生管理人员负责各项卫生管理制度的落实，每天在营业后检查一次卫生，检查各岗是否有违反制度的情况，发现问题，及时指导改进，并做好卫生检查记录备查。每周1~2次全面现场检查，对发现的问题及时反馈，并提出限期改进意见，做好检查记录。

【任务实践】

制定食品安全社区宣传活动方案。

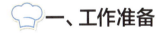

一、工作准备

（1）了解食品安全相关知识和政策法规。

（2）明确宣传目的：宣传发动群众，营造人人关心食品安全的社会氛围。

二、工作程序

程序1 确定宣传时间

20××年3月10—15日。

程序2 确定组织形式

在社区开展宣传、培训、咨询、服务等活动。

程序3 确定宣传范围及重点

（1）宣传《中华人民共和国食品安全法实施条例》。

（2）食品安全有关法律法规知识、食品安全科普知识、食品质量安全市场准入知识、辨别假冒伪劣食品和有毒有害食品的基本知识、咨询和举报基本方法。

程序 4 确定活动内容

（1）在社区广场举办宣传咨询活动，对居民提出的食品安全问题进行现场答疑。

（2）向群众发放食品安全宣传资料，宣传有关食品安全科普常识、法律法规，介绍食品安全监管部门职能。

（3）在社区悬挂宣传横幅、宣传标语引起居民对食品安全工作的重视。

【任务拓展】

知识夯实

一、判断题

1. 现行《中华人民共和国食品安全法》于 2021 年 4 月 29 日第二次修正。（　　）

2.《中华人民共和国食品安全法实施条例》自 2019 年 12 月 1 日起施行。（　　）

3. 食品经营人员必须每年进行健康检查，取得健康证明后方可参加工作，不得超期使用健康证明。（　　）

二、选择题

1. 展示食品需注意的卫生情况有（　　）。

A. 展示食品的货架必须在展示食品前进行清洁、消毒

B. 展示食品必须生、熟分离，避免食品交叉感染

C. 展示食品的销售人员必须持有有效健康证明上岗

D. 展示的食品不得直接散放在货架上

2. 用具的清洁消毒需注意的问题有（　　）。

A. 食品用具、容器、包装材料应当安全、无害

B. 食品用具要定期清洗、消毒

C. 食品用具要有专人保管

D. 食品用具要不定期抽查

能力提升

服务社会，借助自媒体平台宣传《中华人民共和国食品安全法》。

参考文献

[1] 余桂恩. 食品营养与卫生 [M]. 北京：高等教育出版社，2015.

[2] 张怀玉，蒋建基. 烹饪营养与卫生 [M]. 2版. 北京：高等教育出版社，2008.

[3] 中国就业培训技术指导中心. 公共营养师（国家职业资格二级）[M]. 2版. 北京：中国劳动社会保障出版社，2014.

[4] 中国就业培训技术指导中心. 公共营养师（国家职业资格三级）[M]. 2版. 北京：中国劳动社会保障出版社，2012.

[5] 中国就业培训技术指导中心. 公共营养师（国家职业资格四级）[M]. 2版. 北京：中国劳动社会保障出版社，2012.

[6] 中国就业培训技术指导中心. 公共营养师（基础知识）[M]. 2版. 北京：中国劳动社会保障出版社，2012.

[7] 任顺成. 食品营养与卫生 [M]. 北京：中国轻工业出版社，2020.

[8] 柳春红. 食品营养与卫生学 [M]. 北京：中国农业出版社，2013.

[9] 李凤林，王英臣. 食品营养与卫生学 [M]. 2版. 北京：化学工业出版社，2014.

[10] 万钫. 幼儿卫生学 [M]. 3版. 北京：人民教育出版社，2009.